「生きがい」と出会うために

神谷美恵子のいのちの哲学

若松英輔
Wakamatsu Eisuke

NHK出版

「生きがい」と出会うために

神谷美恵子のいのちの哲学

目次

＊本書において特に出典の表示のない引用は『神谷美恵子コレクション　生きがいについて』（みすず書房）に拠ります。また、取り上げている作品中でハンセン病について「らい」という呼称を使用する等、今日的観点からは不適切と考えられる表現もありますが、刊行当時の通例によるものであり、差別を助長する内容でないことに鑑み、そのままとしています。

はじめに――「生きがい」との出会いを求めて

『生きがいについて』を真剣に読み直す契機になったのは、二〇一一年に起こった東日本大震災でした。この本をそれから十年を経た今、世に送り出そうとしていることに、ある感慨が浮かび上がってきます。

震災とそれに関連する出来事によって、多くの人が、耐え難い困難に直面しました。その試練は今も続いています。

世の中は、「復興」という旗印のもと、壊れたものを再建し、新しいことを始めようとしました。こうした営みが重要なのはもちろんですが、震災で失われたのは、物理的なものだけでなく、じつは「生きがい」と呼ぶべきものでもあったのではないでしょうか。多くの人が亡くなったということは、その数をはるかに上回る遺族が残されたことを意味しています。そして、そこにはそれぞれの人の育まれるべき「生きがい」があったに違いありません。

私たちは今、コロナ危機という、大震災とは異なるかたちの「災害」に直面しています。災害はいつも、何らかのかたちで人と人のつながりに大きな影響を与えます。それだけでなく、人とその人自身の自己とのつながりを問い直すことを求めてくるように思います。そこで再考を迫られるのが、まさに「生きがい」なのです。

『生きがいについて』は精神科医である著者が書いた、「生きがい」をめぐる心理的考察です。

そう書くと難解であるように思われるかもしれません。事実、この本は、ある種の研究書として誕生しました。巻末の引用文献に挙げられている、英語、フランス語などで記された多くの出典がそのことを物語っています。

しかし、世に出てみると、それを手にしたのは精神科医や心理療法の専門家たちだけでなく、市井《しせい》の人たちによって、広く、そして熱く受け容れられたのです。それは刊行から半世紀以上が経過した今日でもなお、続いています。

「生きがい」に関係のない人生を送っている人はいません。今はそう感じていなくても、一たび危機に直面したとき、見ないふりをしてきた「生きがい」という問いに直面せざるを得なくなります。

『生きがいについて』を読んで、神谷美恵子が「生きがい」をどう捉えていたのかを知ることも大切ですが、もっとも重要なのは、私たち一人ひとりが、自分で心の底から「生きがい」だと感じられるものに出会うことです。

当然のことですが、誰の人生も他の人に肩代わりしてもらうことのできないものです。誰かに支えられ、助けられることはある。しかし、生きるのはいつも、その人自身なのです。

人生にはさまざまな「色」があります。同じ色は二つないことは皆、どこかで知っています。それだけでなく、そうありたいとも感じているのではないでしょうか。「生きがい」もまた、その人の「色」をしていなくてはならないのは、むしろ自然なことです。『生きがいについて』で神谷は、古今東西、さまざまな人々の言葉を引いています。しかし、それと全く同じ重みをもって神谷は市井の人たちの言葉にも叡知への扉を見出そうとします。

ある個人の問題を深めていくことと、人類の問題にふれることは矛盾しない。むしろ、それを確かにしていく、それが神谷美恵子の立脚地でした。その個人が有名であるか無名であるかは問題ではありません。なかでも彼女が強い共鳴をもって引用するのはハンセン病を経験した人たちの言葉であり、その生涯でした。『生きがいについて』の序文にあたる「はじめに」で彼女は、この本がどのような人たちの言葉に支えられているかをめぐって、次のように書いています。

> しかしらいのひとたちの持っている問題も、結局、人間がみな持っている問題を、つきつめた特殊な形であらわしているのにすぎないのであるから、これだけを切りはなして扱うべきではないとも考えた。それでほかの病気や苦難のために生きがいをうばわれるような状況にあるひとびとのこともしらべてみた。がん、原爆症のひと、最愛の者をうしなったひと、死刑囚、戦没学生その他。また人間の心の世界をやはりつきつめた形であらわしているという意味で、過去二〇年間、精神科医として接して来たひとびとの例をも参照した。そのほか、精神医学にかぎらず、心理学、文学、哲学、伝記など、広い範囲のかきものや実例をも参考にした。

もし、真の意味で「人間学」という学問が成り立つとしたら、『生きがいについて』はその根幹をなす書物の一つに数えられると思います。彼女が探究したのは「人間」とは何かという漠然とした問いではありません。生きる意味と道を見失うという危機にあって、人間はどうやって再び自分の人生を生き始めることができるのか、という根本問題を考えたのです。この本でいう「生きがい」とは、生きる意味であり、将来への希望であり、また今ここで行われている挑戦でもあります。それと同時に、生きるよろこびであり、幸福の異名でもあります。そして、それぞれの人が知らない間に育んできた「意味の種子」が開花したものでもあるのです。

「生きがい」は、過去・現在・未来という三つの時間を貫きます。著者である神谷美恵子はそうした次元を『生きがいについて』のなかで「永遠」という言葉で表現しています。

神谷にとって「永遠」は人間が作り出すことのできるものではありません。すでに存在しているものです。彼女が感じていたようにもし、それが存在するのであれば、人間によって発見されるべきものであるということになります。

同質のことを神谷は「生きがい」をめぐっても語っています。「生きがい」は、人間が努力して作り上げるものではなく、発見すべきものであるというのです。そしてその「生きがい」の発見は、自分が何か大きなものに包まれているという実感から始まるとも語っています。

その大いなるものを神谷は、さまざまな人の人生にふれながら、さまざまな言葉で表現しています。「永遠」、「愛」、「神」、「光」、「大地」あるいは「自然」など、これらの言葉は、『生きがいについて』を読み解くとき、鍵になる言葉になっています。

鍵になる言葉は読者によって異なります。自分に合った「鍵語」を見つけ、そこから神谷美恵子との「生きがい」をめぐる対話を始めるのがよいと思います。たとえば、彼女は、「自然」という表現を用いながら、次のように述べています。

社会をはなれて自然にかえるとき、そのときにのみ人間は本来の人間性にかえることができるというルソーのあの主張は、根本的に正しいにちがいない。少なくとも深い悩みのなかにあるひとは、どんな書物によるよりも、どんなひとのことばによるよりも、自然のなかにすなおに身を投げ出すことによって、自然の持つ癒しの力——それは彼の内にも外にもはたらいている——によって癒され、新しい力を恢復するのである。

ルソーとは、『告白』や『エミール』の著者ジャン＝ジャック・ルソーです。ルソーは、悩める同時代人にむかって、自然に還れと言いました。それは、原始的な生活に回帰することを指しているのではありません。人間によって「作られた」ものでなく、身体的生命を超えた「いのち」によって育まれたものとの「つながり」を感じながら生きることを意味しているのです。

ここで見過ごしてはならないのは、ルソーと神谷が、人間もまた「自然」の一部であることをよく理解しながら、考えを表明していることです。「生きがい」は、社会や人が作り出すものであるよりも、もっとも深い意味で「自然」が与えてくれているものである、と神谷は感じています。

野に一輪の花を見るように、また、さえずる鳥の声を全身で受け止めようとするときのように、私たちが隣人の言葉と向き合うとき、眠れる「生きがい」が何ものかによって照らし出される。神谷が描き出す「生きがい」は、こうして私たちのもとを訪れます。

しかし、素朴な日常の意味をこのように認識するために、人はいくつもの試練を経なくてはならないことがあるのもまた、事実です。

『生きがいについて』を神谷は、さまざまな人の助けと教えを受けながら書き進めました。そのなかのひとりに志樹逸馬《しきいつま》という詩人がいます。神谷はこの本で彼の詩を一度ならず引用しています。次に引くのは志樹の「土壌《どじょう》」と題する作品です。神谷は部分を引用していますが、以下に見るのは原典による作品全体です。

わたしは耕す
世界の足音が響くこの土を
全身を一枚の落ち葉のようにふるわせ　沈め
あすの土壌《どじょう》に芽ばえるであろう生命のことばに渇《かわ》く
だれもが求め　まく種子から
緑のかおりと　収穫が
原因と結果とをひとつの線にむすぶもの
まさぐって流す汗が　ただいとしい

原爆の死を　骸骨の冷たさを
血のしずくを　幾億の人間の
人種や　国境を　ここに砕いて

かなしみを腐敗させてゆく

わたしは
おろおろと　しびれた手で　足もとの土を耕す
どろにまみれる　いつか暗さの中にも延してくる根に
すべての母体である　この土壌に
ただ　耳をかたむける

（『新編　志樹逸馬詩集』）

『生きがいについて』の本質は、この一篇の詩に収斂《しゅうれん》していく、といっても過言ではない作品です。

志樹逸馬は、ハンセン病を患い、筆舌に尽くしがたい困難を生きた人でした。彼はその苦しみと悲しみの経験を通じて、人生の「土」と呼ぶべきものの発見に至った。そして、その「土」にふれることによって、戦争やさまざまな不条理な出来事のなかで亡くなっていった人々と、時空を超えてつながるという経験をします。

「かなしみを腐敗させてゆく」とこの詩人は謳《うた》います。悲しみは、落ち葉のように「土」に舞い降りる。落ち葉はもう人の目を楽しませることもなく、樹木にとっては光を吸収する働きもない。一見すると不要なものにさえ映ります。しかし、私たちは、そのいっぽうで、落ち葉は「土」が新生するために、なくてはならないものであることも知っています。

優れた詩はいつも謎とともにあります。それは、そもそも詩が、容易に言葉にならない何かを言葉にしようとする試みであるからです。ここで志樹逸馬のいう「土」が何を象徴しているのか、それが神谷美恵子にどのように受け止められ、彼女のなかで育っていったかを本書で考えてみたいと思います。

『生きがいについて』は、単なる思想書ではなく、神谷美恵子の生そのものの結晶です。この著作だけでなく、その前後に書かれた詩や著述、あるいは日記などにもふれながら、その世界を感じ直してみたいと考えています。彼女がさまざまな人たちと交わした「生きがい」をめぐる対話と思索を前に、私たちもまた、私たち自身の「生きがい」とは何かを見つめ直す機会になることを願っています。

第一章　「生きがい」とは何か

「見えない」人々

今日ではすでに「生きがい」は、なじみ深い言葉になっています。けっして新しい言葉ではなく、かつては「生甲斐《いきがい》」と書かれることもあったのですが、それは今日のようにさまざまな場面に浸透したものではありませんでした。

「生きがい」は『生きがいについて』が刊行されたあと、広く使われるようになり、そればかりか哲学的・思想的な意味を持つようになりました。生きるうえでの張り合いを意味するだけでなく、生きる意味の顕《あら》われそのもの、あるいは、生の根源にふれようとする営みを指すようになったのです。今では英語にも"Ikigai"という言葉があります。

『生きがいについて』が世に送り出されたのは、一九六六（昭和四十一）年です。すでに半世紀を経て読まれ続けており、新しい古典、「新古典」と呼ぶにふさわしいものになっています。この本は、次の一節から始まります。

平穏無事なくらしにめぐまれている者にとっては思い浮かべることさえむつかしいかも知れないが、世のなかには、毎朝目がさめるとその目ざめるということがおそろしくてたまらないひとがあちこちにいる。ああ今日もまた一日を生きて行かなければならないのだという考えに打ちのめされ、起き出す力も出て来ないひとたちである。耐えがたい苦しみや悲しみ、身の切られるような孤独とさびしさ、はてしもない虚無と倦怠。そうしたもののなかで、どうして生きて行かなければならないのだろうか、なんのために、と彼らはいくたびも自問せずにいられない。

生きがいを失った人々は「あちこちにいる」けれど、見えない存在である、と神谷美恵子は書いています。ここでいう「見えない」は、単に私たちの目に入らないということを指しているのではありません。たとえ、目には入ったとしても、その人々が「生きがい」を見失っている現実は容易に理解されない、という意味を含んでいます。

いろいろな環境で疎外された人々のことを「サバルタン」と言います。人種や境遇による差別においてもサバルタンは生まれます。たとえば、日本では大きな病を患っている人たちもサバルタンになってしまっているのが現状です。「生きがい」とは何かを考えていくことは、「生きがい」を失った人の実状を考えること、世の中で人知れず苦しんでいるサバルタンと出会っていくことにほかなりません。

「生きがい」を見失っている人々は、先の一節にあったように「苦しみ」、「悲しみ」、「孤独」、「さびしさ」、「虚無」、「倦怠」といったさまざまな感情を経験します。こうしたとき私たちは、これらの一つ一つの感情に個別に対応しようとします。しかし、それはいつも応急処置のような行為にとどまり、根本的な解決には至りません。

精神科医でもあった神谷は、苦しみや悲しみを別々のものではなく、一つの大きなものと捉えようとします。「苦しみ」、「悲しみ」、「さびしさ」といった部分感情の底にある根本感情に目を向けるのです。悲しみをどう癒すかを考えるのではなく、悲しみはどこから来るのかを神谷は考えます。どのように苦しんでいるかを考えるだけでなく、苦しまなくてはならないその根本の理由を探ろうとするのです。

さまざまな感情の根底に神谷が見出したのが「生きがい」との関係でした。それは人生、あるいは、「いのち」への情愛といってもよいかもしれません。ここでの「いのち」は身体的生命と同義ではありません。それは生命をも包むものです。さらにいえば、生命が滅んでも消えることのないものです。

「いのち」とLife

ここで「いのち」とは何かを考えるとき、補助線となるのは内村鑑三[1]の思想です。以前、ＮＨＫ・Ｅテレの「１００分de名著」という番組で内村鑑三の『代表的日本人』を扱いました。その際にはこの本の執筆と同時期に行われた講演の記録『後世への最大遺物』にもふれましたが、そこで内村は、近代の根本問題として、今日では Life が喪失されつつある、と警鐘を鳴らしました。聴衆は若者たちでした。内村はこう語ります。

今時《こんじ》の弊害は何であるかといいますれば、なるほど金がない、われわれの国に事業が少い、良い本がない、それは確かです。しかしながら日本人お互いに今要するものは何であるか。本が足りないのでしょうか、金がないのでしょうか、あるいは事業が不足なのでありましょうか。それらのことの不足はもとよりないことはない。けれども、私が考えてみると、今日第一の欠乏は Life《ライフ》 生命の欠乏であります。

内村がいう Lifeは「生活」「人生」を意味するだけではありません。先にふれた「いのち」も含意しています。

ここで内村を引いたのは、神谷とのあいだに思想的な共鳴があるからだけではありません。事実として、神谷美恵子は、内村鑑三が提唱した無教会運動と大変深いかかわりをもっていました。

彼女の叔父金澤常雄[2]は内村鑑三の高弟でした。彼女が師と呼ぶ三谷隆正《みたにたかまさ》も、『生きがいについて』のなかで一度ならずふれられている藤井武も、内村鑑三門下の一人でした。

叔父である金澤常雄と共に東京の東村山にあるハンセン病療養施設全生病院（現在の国立療養所多磨全生園）を訪れたとき、彼女は津田英学塾（現在の津田塾大学）の学生でした。第五章でふれますが、このときの出来事がおよそ四半世紀の歳月を経て、『生きがいについて』に結実していきます。しかし、その道のりには、家族から理解を得られないなど、いくつもの困難がありました。

「生きがい」を見失うとき

人が苦しみや悲しみといった感情を抱く根本の原因は、その人が「生きがい」を見失ったからではないかと神谷は考えました。その理由を、彼女の言葉にふれながらみていきましょう。

苦しみや悲しみが引き起こされる背景には、さまざまなきっかけがあります。神谷はその一例として次のように述べています。

たとえば治りにくい病気にかかっているひと、最愛の者をうしなったひと、自分のすべてを賭けた仕事や理想に挫折したひと、罪を犯した自分をもてあましているひと、ひとり人生の裏通りを歩いているようなひとなど。

病、死別、失敗、挫折、過ち、こうしたものはすべて、人間が完全には制御できないものです。こうしたことは、いつでも、どこでも、誰にでも、起こり得る。特に病や死は、どんな人にも不可避的に訪れます。それがいつ起こるかは、誰も知り得ないのです。それは、自分にではなく、自分の大切な人に起こるかもしれない。

不可避な試練に襲われ、それを誰にも打ち明けることができないとき、人々の心はどのような状態にあるのか、神谷は次のように書いています。

きき手がだれもいないとき、または苦しみを秘めておかなくてはならないとき、苦悩は表出の道をとざされて心のなかで渦をまき、沸騰する。胸がはりさけんばかり、ということばはそれをあるがままにあらわしている。

どれほど激しい苦しみや悲しみを抱えていても、他者の目にはなかなか映らない。そればかりか、他者と分かち合うことの難しさに比例するかのように、その人の心のなかでは激しく感情の渦が巻き起こり、悲しみの炎のようなものが立ちあがる、というのです。

私たちは他者の悲しみを見過ごしたいわけではありません。しかし、苦しみや悲しみの根源は、本人でも通常の感覚では捉えがたい場所にあって、他者が手を差し伸べるのは難しいのが実情です。神谷はこの困難に突破口を開こうとします。その扉になったのが「生きがい」という言葉でした。それは「生きがい」という、ある意味では凡庸な一語を深化させることによって、私たちに、目の奥にあるもう一つの「眼」を開くことを促す試みでもあったのです。

生きがいは「どこ」にあるのか

「生きがい」がどこに、どのように存在しているのか、それが最初のそして最大の問いかもしれません。彼女はそれが、遠い彼方にあるのではなく、今、ここに潜んでいることが少なくない、というのです。

「生きがい」を見失った人は、ある意味で今の世界、すなわち現実世界から離れることを強いられた人でもある。現実世界では、胸を開いて語り合う相手を見つけられなくなった状態にある人だといってもよいのかもしれません。
そうした人々は、同時代にではなく、彼方の世界に対話の相手を探します。彼方の世界は過去と呼ばれる境域でありながら、今でもある。さらに未来にもつながっている「永遠の今」と呼ぶべき時空です。そこで私たちは過去に生きた人たちの生涯や言葉と向き合うことになる。この本で神谷は「永遠性の意識」という言葉を用いて、こうした彼方での対話の意味を次のように語っています。

　この事実についてもっとも注目すべき点は、この永遠性の意識が、かならずしもこの世における現在の生とかけはなれた遠い未来として体験されているのではなく、すでに「いま」、「ここで」いきいきと体験されているということである。少なくとも、単なる借りものでない「生きられた永遠」はそうであると思われる。

情報を認知するだけでは「生きられた」ものにはなりません。それは「借りもの」の知識です。真に「生きがい」を探求する人たちにとって「借りもの」の知識は何の役にも立ちません。必要なのは「生きられた」言葉、「生きられた」経験なのです。『生きがいについて』という本は、神谷美恵子による、さまざまな彼方での対話の記録だといってもよい一冊です。読者は、彼女が書き記した言葉だけでなく、彼女が引用する言葉にも十分な注意を払って読むとき、その対話が、いっそうありありと感じられてくると思います。

この本においてだけでなく、真に意味深い引用は、言葉を借りてくるということではなく、人と人との出会い、人と言葉との邂逅《かいこう》の記録でもあるのです。そして、そこにはしばしば、意味の火花がほとばしります。「読む」とは、こうした意味の火花にふれようとする営みにほかなりません。

あいまいさとふくらみ

神谷美恵子は、外国語が堪能でした。マルクス・アウレリウスの『自省録』をはじめとした優れた古典の訳書を世に送っています。

ここでは十分にふれることはできませんが、翻訳者としての神谷美恵子の業績を論じることで、彼女の思想的基盤はよりいっそう明らかになります。彼女は優れた書き手でもありましたが、同時に大変に優れた読み手でもあったのです。

しかし彼女は、「生きがい」を外国語にしようとしたときに大きな困難を感じます。そして、この言葉が、日本語特有の語感をもった一語であることに気がつくのです。

「生きがいということばにはいかにも日本語らしいあいまいさと、それゆえの余韻とふくらみがある」と彼女は述べています。ここでいう「あいまいさ」とは不明確であることを意味しません。そのあとに「ふくらみ」がある、と記されているように、「生きがい」という一語は、目に見えず、言葉にならない何かを包み込んでいる、というのです。むしろ、彼女がこの本で読者に分かち合いたいと願ったのはその「ふくらみ」の部分なのです。

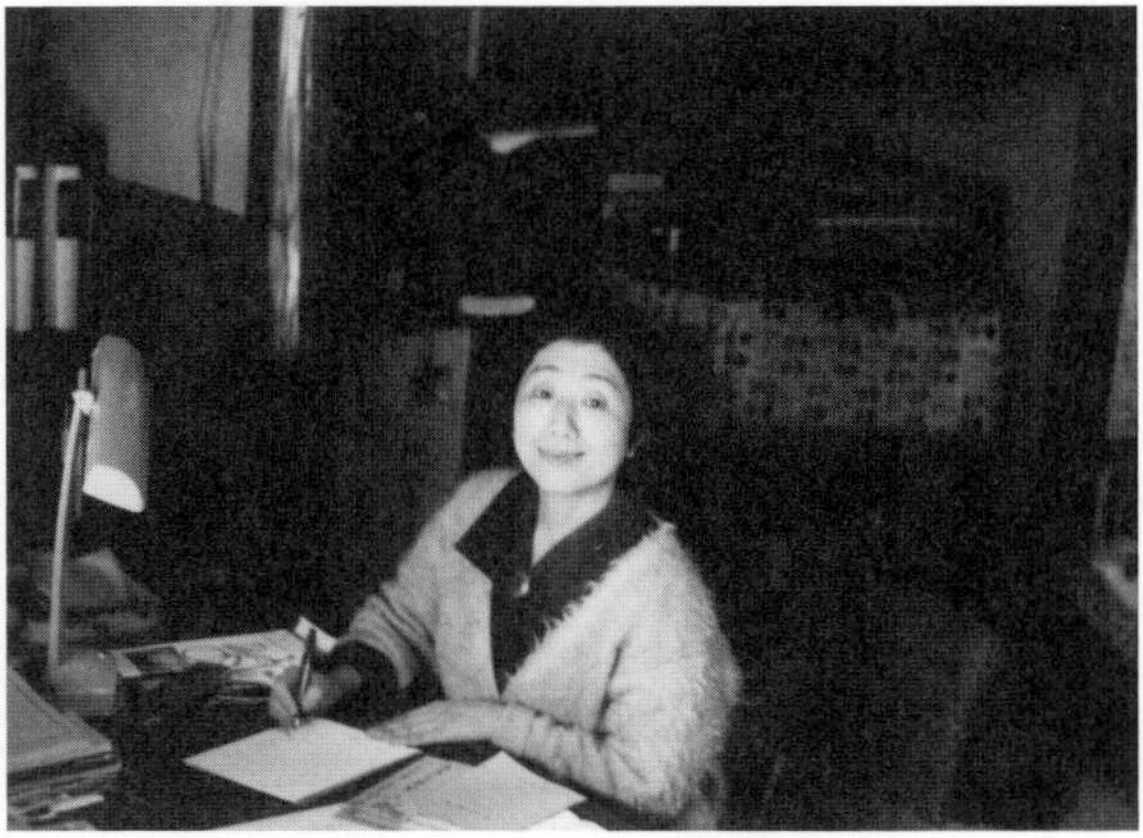

『生きがいについて』を執筆していたころの神谷美恵子

また、「フランス語でいう存在理由《レーゾン・デートル》とあまりちがわないかも知れないが、生きがいという表現にはもっと具体的、生活的なふくみがあるから、むしろ生存理由 raison de vivre, raison d'existence といったほうがよさそうに思える」とも書いています。「生きがい」は「存在理由」といった哲学的・思想的な概念ではなく、もっと私たちの日常の生活に深く根差したものだというのです。

『生きがいについて』にはさまざまな魅力がありますが、その一つは、神谷が私たちの日々の生活から離れないところで書いていることです。この本ではしばしば、神秘や超越といった問題にふれますが、そうした問題をめぐってさえも、彼女は日常的感覚を手放すことはありません。神秘的、あるいは超越的経験もまた、ある意味では日常の世界において起こっているという事実を見逃すことはないのです。

先の一節で神谷は、「生きがい」は、「存在理由」ではなく、「生存理由」と書き記すべきだと述べていました。「生きがい」は「存在する意味」ではなく「生きる意味」に直結するものであるというのです。

「存在」という言葉には、どこか停止しているような語感があります。一方、「生存」という言葉からは、「動き」を、さらにいえば「躍動」を感じるのではないでしょうか。

先に神谷が「生きがい」という言葉そのものに、「あいまいさ」、「余韻」、「ふくらみ」を感じている、という記述にふれました。こうした見えない「動き」に彼女が鋭敏だったのは、世界を、あるいは問題を「静止的」にではなく、「動的」に捉えていたからです。

「柔らかい知性」と「硬質な知性」

さらにいえば神谷は、人間を真に動かしているのは、目に見えない、いわば「余白」のようなものだと考えているのです。「生きがい」は、その余白の核になる場所にあって、いつも躍動している。神谷が考える「生きがい」とは、人間の心身が、つねにうごめき続けている「理由」でもある、ということなのでしょう。

現代人は、さまざまなことを明瞭な概念として認識することを望み、「生きがい」とは何かを言葉によって定義しようとする傾向があります。また、それができる能力を知性だと思いがちです。しかし、神谷はそうした硬質な知性では「生きがい」は捉えきれないと感じています。

「知性」という言葉は、本来はとても豊かな意味を持っていました。古代、中世の哲学者たちの言葉によれば、それは人間に与えられたもっとも優れた能力の一つであるとされています。

しかし、現代における「知性」は必ずしもそうした意味を受け継げていません。「知性」という日本語はラテン語の「分かる」を意味する“intellegere”、さらにそれが派生した英語の「インテリジェンス intelligence」の訳語です。

この言葉は単にものごとが分かるという意味にとどまりません。外からでは目に見えないものを「あいだに入り：inter」、そして「何かを集める、理解する、読む：legere」ことを意味します。今でも諜報活動のことを「インテリジェンス」と呼ぶのは語源に容易には見付けることの出来ない何かを認識するという意味があるからです。

しかし、現代における知性は、見えないものを探りあてるのではなく、すでにある「正解」を探すようなはたらきをする傾向を強めています。「硬質な知性」というのはそうした柔軟に動けなくなってしまった知性のことを指しています。

『生きがいについて』という本を手にして、「生きがい」とは何かが明瞭に、簡潔に語られていることを期待すると、読者は期待を裏切られるようなことになるかもしれません。神谷美恵子が考える「柔らかい知性」は、コップを前にして「コップがある」と言明するような認知の力にとどまるものではありません。

彼女は「生きがい」を言語によって認知可能なものにしようとしているのではないのです。彼女は、読者である私たちが、私たち自身の生を生きるなかで、自分の「生きがい」を深く認識できるように道を整えようと試みているのです。

「認知」と「認識」は同じではありません。「認知」は多くの人が正しいとすることを知ることです。しかし、「認識」は、生きることによって全身で「識《し》る」ことになるのです。「認知」は「硬質な知性」でも行えますが、真に「認識」と呼ぶべきものが起こるには「柔らかい知性」、柔軟な知性が必要なのです。

神谷美恵子は医師でもありますから、合理的思考がいかに重要かをよく理解しています。しかし、哲学者でもあった彼女は、合理的思考を超えてくるものからも目を離しません。言語化を拒むもの、概念化を拒むものは存在する、「生きがい」は、そうしたものの典型だというのです。

「生きがい」そのものは目に見えない。しかし、たしかに感じられる。そのようにして生きがいを体現している人と彼女は交わりを深めつつ、この本を作り上げていきました。さらにいえば、彼女はこの本で、市井の人々の中にある、言語化されない「柔らかい知性」をなんとか言葉によって表現しようとしたのです。

「柔らかい知性」、あるいは「開かれた感性」によってこそ、「生きがい」は把握され得る。そうした生の意味を認識する力をよみがえらせること、それがこの本のもっとも重要な主題だと言ってよいと思います。

この本は「生きがい」という概念について説明するというよりも、それを求め、生きた人間の姿を表現しようとした本だ、と言うこともできるかもしれません。

「生きがい」と「生きがい感」

当初神谷は、「生きがい」、すなわち生きる意味と、「生きがい感」、つまり生きる経験を区分し、「生きがい感」の優位を説こうとしました。人は生きる意味とは何かを語ることができなくても、生きる意味をしっかりと実感しているというのです。

生きがいということばの使いかたには、ふた通りある。この子は私の生きがいです、などという場合のように生きがいの源泉、または対象となるものを指すときと、生きがいを感じている精神状態を意味するときと、このふたつである。このうち、あとのほうはフランクルのいう「意味感」にちかい。これをここでは一応、「生きがい感」とよぶことにして、前のほうの「生きがい」そのものと区別して行きたい。

この本全体で、「生きがい」と「生きがい感」の使い分けは、彼女が意図したようにうまくはいきませんでした。うまくいかなかった理由は、彼女が「生きがい」という言葉も動的に捉えようとしたために、「生きがい」が「生きがい感」の意味するところに近づいていったからです。

もちろん、これは創造的な誤算です。しばしば「生きがいを感じる」という表現によって語られているように、「生きがい」は「考える」対象であるだけでなく、「感じる」べき何ものかであるという、神谷の視座は見過ごしてはならないと思います。思索を深めた結果、彼女は「生きがい」を体現する人たちの姿を描くことで、余白や余韻のちからによって「生きがい」を描き出すようになっていきます。

「生きがい」と感情の関係

「生きがい感」「生きがいを感じる」という表現が示しているように、「生きがい」を最初に認識するのは、理性や知性――「硬質な知性」――ではなく「感情」のはたらきである、と神谷は語ります。「なんといっても生きがいについていちばん正直なものは感情であろう」と書いたあと、彼女はこう続けています。

もし心のなかにすべてを圧倒するような、強い、いきいきとしたよろこびが「腹の底から」、すなわち存在の根底から湧きあがったとしたら、これこそ生きがい感の最もそぼくな形のものと考えてよかろう。このよろこびは時には思いがけない場合にほとばしり出て、本人をおどろかせることがある。〔中略〕理くつは大ていあとからつくようで、先に理くつが立っても感情は必ずしもそれについて行かない。

『生きがいについて』を読むときに読者は、理性や知性の扉を開くだけではなく、まずは感情の扉を開かなければならない。理性や知性のはたらきを重視している現代の私たちにとって、感情の扉を開くのが難しいことも彼女はよく分かっています。しかし、それが困難である理由は同時に、「生きがい」を見失わなくてはならなかった原因でもあるのです。

見失われることと、失われることは同じではありません。たとえば、部屋のどこかにあるけれど見つからない本は「見失われた」ものですが、部屋のどこにもない、消滅してしまったのであれば「失われた」ものになります。神谷にとって「生きがい」は、見失われることはあっても、失われることのないものだといえるのかもしれません。

先の一節に「理くつは大ていあとからつくようで」と、記されていました。何気ない一節ですが、とても重要な「告白」になっています。神谷美恵子自身が当初は「生きがい」をめぐる研究を「理くつ」によって語ろうとしていたことがこの一節から分かります。

この本のもとになった研究を始めた頃、彼女は、「生きがい」を理知的に考え、解析しようとしていました。学術的な研究にすることこそが、世の中に一石を投《とう》じることになるのではないかと思っていたのです。しかし書き終える頃には、まるで違った方向に歩むことになっていました。

理屈から出発したのでは「生きがい」の本質にふれることはできない。自分自身もまた自らの「生きがい」を探求する者とならねばならないという自覚が生まれてくる。だからこそ、「生きがい」は、「腹の底から」、「存在の根底から」、まるで地下から水が湧き出るように、心に浮かびあがってくる。そしてその認識は、思いもしなかった形で実現し、ときに本人をも驚かせることがある。それはしばしば理性と知性の常識を覆すちからを有する、というのです。

持続のなかにある「生きがい」

また神谷は、「生きがい」は、目的地にたどり着くことによって手に入れるようなものではなく、目的に向かって歩く道程そのものにあるとも語っています。

人生はよく旅にたとえられます。目的地があるものを「旅行」と呼び、松尾芭蕉がいうように「片雲《へんうん》の風にさそはれて、漂泊《ひょうはく》の思ひ」のままに行くのが「旅」であるとすれば、「生きがい」を求める人生は「旅行」ではなく、「旅」にならざるを得ないということを彼女は次第に理解するようになっていきます。

さらに彼女は「生きがい」と呼べる何ものかを見出すという眼前の目標が大切なのではなく、目標の彼方にあるものこそが重要なのではないかと語るようになるのです。

人間はべつに誰からたのまれなくても、いわば自分の好きで、いろいろな目標を立てるが、ほんとうをいうと、その目標が到達されるかどうかは真の問題ではないのではないか。〔中略〕結局、ひとは無限のかなたにある目標を追っているのだともいえよう。

「無限のかなたにある目標」とは、永遠にたどり着くことのない目標ともいえます。目標に到達するまでの持続のなかにこそ、「生きがい」がある。「生きがい」は、到達するべき地点ではなく、旅を進める一歩一歩の歩みのなかにこそ存在する。「生きがい」の発見とは、人生という不断の流れのうちでこそ生まれる持続的感覚の目覚めだといってもよいと思います。

ここでいう持続的感覚とは、自分が生きている「今」が、過去とも、そして未来ともつながっているという感覚です。仏教ではそうした時間観を「三世《さんぜ》」という言葉で表現しています。これは「はじめに」でみた「永遠」という言葉と同質のものと考えてよいと思います。

今は、過去と未来の双方から照らされて存在している。その導きの糸を発見していくことが「生きがい」を見出していくことだと神谷は考えているのです。

摂理と「生きがい」

また彼女は、「生きがい」の発見を、あたかも彼方の世界からくる来訪者のように描き出すこともあります。

重い病の床にあって毎日苦痛を耐えしのぶのがやっと、というひとでも、積極的な生きがい感をもちうるひとがある。多くの場合、宗教的または哲学的な人生のうけとりかたをするひとで、自分のこの苦しい生も、ただ無意味に与えられているのではない。自分にはよくわからないけれども、これはなんらかの大きな摂理によって与えられたものだ。自分はこれをすなおに耐えしのぶことによってその摂理に参加し、ある意義を実現することができるのだ、という意味感に支えられている。

「生きがい」を探究する旅は、最期のときまで終わらない。これは彼女が頭で考えただけのことではなく、彼女が実際に目撃した事実でした。次章で詳しく見ていきますが、『生きがいについて』という本は、岡山県の長島にあるハンセン病療養施設、長島愛生園に暮らす人々との交わりのなかで生まれました。そこで彼女が見たのは、この世の生の最期まで「生きがい」を深める人たちであり、また、その上でさらに「宗教的または哲学的な人生のうけとりかたをする」人たちでした。この場所で彼女は、人間の姿をした「生きがい」の顕現と、今、まさに「生きがい」を求めつつある人々に出会っていきます。『生きがいについて』を書き記したのは神谷美恵子です。しかし、そこには名前の出ない無名の、幾人もの協同者がいました。むしろ神谷は、ハンセン病という大きな試練を生きつつある人に教えられ、導かれつつ、この著作をつむいでいったのです。

以上のような経緯もあってか、『生きがいについて』が出版され、注目を集めると、神谷はハンセン病患者に寄り添った聖女のように語られた時期があります。しかし、そのように彼女を捉えることは一面的であり、彼女が願ったことでもありません。彼女が願ったのは真の意味での対話であり、さらにいえば試練を生きた人たちから学ぶことだったのです。むしろ、彼女は自分が、名状し難い光のようなもので照らされる側にいたことをはっきりと感じていました。

先に引いた一節に「摂理」という言葉が用いられています。「論理」、「倫理」「心理」、「哲理」など私たちはさまざまな「理《ことわり》」によってこの世界を把握しようとします。

この四つの「理」はどれも人間の側から見た「理」です。しかし、摂理は違います。それは人間を超えたもののはたらきによって生起する「理」です。「生きがい」の旅で人は、「摂理」を感じる。一度ならず人間を超えたものの存在を傍ら近くに感じることもある、というのです。

神谷が用いる「意味感」という言葉も、日本語としてあまり馴染みがないかもしれません。彼女はそれを「生きがい感」と同質のものとして用いています。「生きがい」は、生きる意味と言い換えることもできる。しかし、「意味」という言葉が、場合によっては静止的なもの、概念的なものを想起させる。このことに神谷は、強い問題意識を持っているのです。意味が真に感じられるとき、人はそこに躍動を感じる、というのでしょう。

わたしの生きがいから人類の生きがいへ

神谷は、「生きがい」とは何かを考えるときの指標となるような四つの問いを挙げています。

一　自分の生存は何かのため、またはだれかのために必要であるか。
二　自分固有の生きて行く目標は何か。あるとすれば、それに忠実に生きているか。
三　以上あるいはその他から判断して自分は生きている資格があるか。
四　一般に人生というものは生きるのに値するものであるか。

ここにある「自分」を、次のように「わたし」に置き換えてみると、よりいっそう理解が深まるかもしれません。

一　わたしは何かのため、誰かのために必要とされているか。（求められること）
二　わたしだけの生きていく目標は何か。それに従っているか。（固有の意味）
三　わたしは生きている資格があるか。（世の中から認められていること）
四　人生は生きるに値するものなのか。（普遍的な生の意味にふれていること）

四つの問いを一から四まで順に見ていくと、主語が「わたしは」から「人生は」へ、と階段を上るように変化していくのが分かります。別のいい方をすれば、個人にとっての「生きがい」という問題から、人類にとっての「生きがい」というように問題が深まっていくのです。

「わたし」から「わたしたち」、さらには「人類」へというように問いが深化していく。「わたし」の悲しみだったものが、「わたしたち」の悲しみへと変化し、さらには「人類」

の悲しみとは何かを考えるという場所へ私たちを導くということになる。「生きがい」を求める旅は、私たちを自身の深みへと導くだけでなく、他者に向かって開かれたものにしていくというのでしょう。

生きがいを「与える」ことはできない

「生きがい」を見失った人は、その代わりとなる何かを必死に求めます。しかしそれを簡単には見出すことができません。その理由をめぐって神谷はこう記しています。

こういう思いにうちのめされているひとに必要なのは単なる慰めや同情や説教ではない。もちろん金や物だけでも役に立たない。彼はただ、自分の存在はだれかのために、何かのために必要なのだ、ということを強く感じさせるものを求めてあえいでいるのである。

他者が推察して、その人に必要だろうと思われるものを与えても、「生きがい」には必ずしもなり得ない。喉が渇いている人には水を差しだすことができる。しかし、「生きがい」という、心のもっとも深いところで生じている「渇き」は、その本人の心から湧き出るものでなくては癒すことができない、というのです。「生きがい」を発見するとは、涸れることのない、いのちの泉を発見することだといえるかもしれません。いのちの泉、「生きがい」の源泉は、誰も他者に与えることはできない。これは厳粛な事実です。

ここには一見すると大きな困難があるように見えますが、翻ってみると、これほど大きな希望はないようにも思えてきます。

デカルト[3]は『方法序説』で、「良識」こそ、万人に平等に与えられたものではないかと述べています。道元[4]は『正法眼蔵』で、「仏性」もまた、すべての人に内在している、という。さらに時代をさかのぼって『孟子』では「良知」と呼ばれる善の源となるはたらきが万人のなかに伏在していると記されています。

彼らは時代も、分野も異なるところで生きた人ですが、人間を生かす根源的なはたらきが、すべての人にすでに付与されていると考えている点では一致しています。神谷美恵子がいう「生きがい」もまた、すべての人の人生にすでに種子として存在しているものだったのです。別ないい方をすれば誰かに与えてもらう必要のないものなのです。

ここではそれを「生きがいの種子」と呼ぶことにします。デカルトも道元も孟子も、問題は内在しているものをどう開花させるかにあると考えていました。それは神谷も同じなのです。生きる、すなわち「生きがい」発見の旅とは、すでに自分のなかにある「生きがいの種子」を見出し、朽ちることのない「生きがい」の花を咲かせることにほかならないのです。

「生きがい」とは私だけの義務である

もしもこの世に一つの学説として定まった「生きがい」が存在するのであれば、論理によってそれを探求することができるのかもしれません。しかし、神谷が感じていたのはまったく異なる現実でした。「生きがい」は、その人固有のものであるという事実だったのです。そして人は、誰もが「生きがい」を内に秘めているという事実において共鳴し得る存在でもある、というのが彼女の発見でした。「生きがい」の発見が他者との「つながり」の発見になることが多いのはそのためです。

個々の人間には、それぞれの「生きがい」があり、それは他の人には容易に理解し難い固有の意味を持つ。真の「生きがい」とは「まったく個性的なもの」だと神谷はいいます。

生きがいというものは、まったく個性的なものである。借りものやひとまねでは生きがいたりえない。それぞれのひとの内奥にあるほんとうの自分にぴったりしたもの、その自分そのままの表現であるものでなくてはならない。

「生きがい」はしばしば、その人にしか分からない姿をして顕現する。外見上はほとんど差のないような行為でも、その奥に潜んでいる意味は、それぞれまったく異なる場合がある、というのです。読書とは、まさにこうした経験ではないでしょうか。複数の人が同じ本を手にしている。しかし、それを読む動機もそこから感じとる意味もまったく違うのです。

個々の「生きがい」を探しているのですから、その道程も異なります。人はときに、「生きがい」を求める旅のなかで、他者には理解し難いような困難な道を歩き始めることがあります。

他者に理解されるか否かと、その人にとってそれが真実であるかどうかとは別な問題です。ある人にとっては困難に映るものが、ある人にとっては意味そのもの、「生きがい感」の源泉であることも少なくない。事実、神谷自身が、主体的に「不自由」を選んだ人でした。

「生きがい」をめぐる旅での「不自由」は、自由を奪われた経験ではありません。むしろ、真の自由に近づく歩みなのです。「生きがい」と不自由をめぐって神谷が語る言葉を読むと、不自由は必ずしも自由の否定ではないことが分かります。

ひとは他人への愛ゆえに自らの自由を捨てて、ひとに仕えることもある。ほかの道をとることもできるのにこの道をえらぶとしたならば、これもやはり自由に不自由をえらぶといいえる。

ここで神谷が「愛」に言及しているのを見過ごしてはならないと思います。人があえて「不自由」という試練にわが身を投じるとき、そこにはたらいているのは他者への好意というよりも「愛」と呼ぶべきものだというのです。

好意の関係には見返りを期待することがあります。しかし「愛」を生きるとき存在するのは見返りや報いであるよりも、真の意味での義務感なのかもしれません。この本では「義務」という言葉は次のような文脈で用いられます。

人間が最も生きがいを感じるのは、自分がしたいと思うことと義務とが一致したときだと思われるが、

「自分がしたいと思うこと」を「希望」という言葉に置き換えると、意味が広がりをもって受け止められるかもしれません。「希望」と義務が一致するとき、そこに「生きがい」が閃光《せんこう》のように顕現するというのでしょう。

ここでの「義務」とは、誰かから強いられるものではありません。それは固有の意味をもった、その人の生によって証《あか》しされる役割です。神谷美恵子も愛したフランスの思想家シモーヌ・ヴェーユの言葉を借りれば、それは大いなるものから与えられた一つの恩寵です。神谷美恵子と同じ年に生まれた哲学者の井筒俊彦は、同質なものを「神聖なる義務」（『神秘哲学』）という言葉で表現しています。

使命感の罠

「生きがい」とはこの世における固有の「役割」を見出していくことだともいえるように

思います。しかし、役割が何であるかを知ったとしても、それをすぐに実行できるとは限りません。そうしたときに感じられてくるのが「使命感」です。

ある使命感に突き動かされて生きる人の姿にふれることがあります。しかし、その姿はときに独断的であることもあります。他者のおもいを顧みず、何かを押し付けてくるようなこともある。神谷は使命感には「罠《わな》」と呼ぶべき落とし穴があると指摘します。

使命感のもたらすものは必ずしも人間の社会にとって建設的なものばかりではない。〔中略〕生きがい感には、自尊心の昂揚からくる思いあがりがしのびこみやすいのであった。〔中略〕使命感の内容によっては反社会的なもの、病的なものをもうみ出しうる。

ここで「反社会的なもの、病的なもの」と述べられているものの端的な例は、多くのユダヤ人のいのちを奪ったナチス・ドイツの政策です。今日から見れば悪でしかない行為ですが、ナチスはそれを悪だと感じていたのではありません。むしろそれが自分たちの善き使命だと信じていたのです。ナチスが完全に見失っていたのは他者の意味です。

他者の存在を見失った使命は、ある種の暴力になる。こうしたことと神谷がいう「生きがい」とはまったく関係がありません。彼女は他者と共にある自己、そうした自己における「生きがい」こそ、真の意味でその人の存在を根底から支える「生きがい」たり得るというのです。

市井の人にとっての「使命」とは

市井《しせい》の人という言葉があります。庶民、あるいは民衆といってもよいかもしれません。これらは、大きな力も持たず、何かの優位に立つこともなく、他者と共に生きている人間の姿を指す言葉ですが、「生きがい」は、一個の裸の人間になったとき、私たちのもとを訪れるものでもあるようです。「どういうひとが一ばん生きがいを感じる人種であろうか」と問い、彼女はこう続けています。

自己の生存目標をはっきりと自覚し、自分の生きている必要を確信し、その目標にむかって全力をそそいで歩いているひと――いいかえれば使命感に生きるひとではないであろうか。

このような使命感の持主は、世のなかのあちこちに、むしろ人目《ひとめ》につかないところに多くひそんでいる。肩書や地位のゆえに大きく浮かびあがるひとよりも、そういう無名のひとびとの存在こそ世のなかのもろもろの事業や活動に生きた内容を与え、ひとを支える力となっていると思われる。

人は誰もが「生きがい」の探求者です。しかし、神谷が長島愛生園で出会ったのは「探求」ではなく「探究」の次元で生きる人々の姿でした。「生きがい」を探し求めるだけでなく、それを究めようとする人たちです。

そうした人たちは私たちの周囲にもいるに違いありません。しかし「人目につかないところに多くひそんでいる」と書かれてあるようにそうした人たちの姿は私たちの目に映らないのです。

「生きがい」を見失った人の姿も、「生きがい」を探求する人の姿も見えない。それが現代という時代の現実だと神谷は感じていました。この本が誕生して半世紀が過ぎましたが、この問題は今も深刻さを増しこそすれ、とても解決したとはいえません。

今日もなお、私たちにとって、自分が必要とされていることを確認するのは容易なことではありません。むしろ、私たちは心の奥で、自分は不要なのではないか、自分の代わりはどこにでもいるという、どこからともなくやってくる囁《ささや》きに慄《おのの》いているのではないでしょうか。

『生きがいについて』は、こうした囁きを深いところから打ち消す言葉に満ちています。「生きがい」の発見とは、単に役に立つか否かの判断ではなく、他者と共にあることの意味を深めていくところから始まる静かな営みです。それは比較を超えた世界での生の営為だといえます。

ここでの「他者」は、今生きている人間であるとは限りません。すでに亡くなった人々の場合もある。ここまで見てきたように、それは人ではなく、ある自然の光景、一つの言葉として顕われるかもしれません。

「他者」が、かけがえのない存在だと感じるとき、私たちは同時に、自分が単に生きているのではなく、生かされていることにも気がつきます。生きたい道を邁進《まいしん》するだけでなく、生かされるように生きてみることが「生きがい」の発見につながっていく、それが神谷美恵子の「生きがい」の旅の始まりだったのです。

【語註】

［1］**内村鑑三**（一八六一〜一九三〇）
明治・大正期の無教会主義キリスト教の代表的指導者・伝道者。第一高等中学校教員のとき、教育勅語への最敬礼を拒否して免職となる。日露戦争に際しては非戦論を唱えた。無教会運動を主導し、キリスト教にもとづく社会批判、文明批評が広く影響を与えた。著書に『代表的日本人』『後世への最大遺物』など。

［2］**金澤常雄**（一八九二〜一九五八）
内村鑑三に師事して聖書研究会に入る。東京帝国大学卒業後は内務省に勤めるが、翌年辞職して無教会主義キリスト教の伝道者となる。一九三三年、姪の神谷美恵子をオルガン伴奏者として国立療養所多磨全生園に連れて行き、それが、美恵子がハンセン病を患う人々の存在を知るきっかけとなった。著書に『静かなる細き声』など。

［3］**ルネ・デカルト**（一五九六〜一六五〇）
フランスの哲学者・数学者。主著『方法序説』の一節「我思う、故に我あり」は方法的懐疑によって到達した命題として広く知られ、近代哲学の祖とされる。著書に『省察』『情念論』など。

［4］**道元**（一二〇〇〜五三）
鎌倉初期の禅僧。日本曹洞宗の開祖。比叡山で天台宗を、建仁寺で禅を学び、入宋して天童如浄の法を嗣ぐ。帰国後、京に興聖寺を、さらに越前に大仏寺（のちの永平寺）を開いた。著書に『正法眼蔵』『普勧坐禅儀』など。

第二章　名無き賢者たちとの協同

志樹逸馬という詩人

神谷美恵子の「生きがい」を発見しようとする旅路は、無名の人たちによって照らし出されていきました。誤解を恐れずにいえば、『生きがいについて』は、彼女が出会った無名の賢者、無名の英雄たちの記録だといってもよいと思います。

その「無名の人」の典型のひとりが、「はじめに」でふれた詩人の志樹逸馬（一九一七～一九五九）です。志樹との出会いの意味は、生涯を通じて、彼女のなかで深化していったように思われます。

志樹逸馬は、ハンセン病を患い、長島愛生園で暮らしていました。彼が詩を書き始めたのは十代の頃です。彼と詩の関係は深く、長いものですが、戦後、彼は、詩人で批評家の大江満雄（一九〇六～一九九一）に出会い、より本格的に詩を書くようになります。

ここでは大江満雄に多くふれることはできませんが、この人物は、ハンセン病を生きる人々に「書く」ことの意味を切り拓き、また、その言葉を『いのちの芽』（三一書房）という詩集にまとめて世に送りだしました。志樹逸馬の作品も『いのちの芽』に収められています。この詩集には彼の作品のほかにも心を揺り動かされずにはいられない言葉があふれています。その功績はいっそう深く記憶されてよいと思います。大江満雄の研究者である木村哲也の『来者の群像』（編集室水平線）に大江とハンセン病を生きた人たちの、詩をめぐる交わりが詳しく記されています。

志樹逸馬は、生前に複数の詩集を出し、世の賞讃を多く受けた人物ではありません。彼は詩集を出すことなく、世を去りました。

しかし今日、近現代日本における詩の歴史を考えるとき、大変重要な意味を持つ詩人であることは疑いを入れません。彼は、自然と人間の交わりだけでなく、自然と人間を共に生かしている、大いなるもののはたらきを謳《うた》った優れた霊性の詩人でもあります。この詩人が歴史に潜んでいるということは、現代詩をめぐる困難な状況を象徴しているのかもしれません。志樹逸馬の作品は、詩とは語り得ないものを言葉によって浮かび上がらせる営みであることを思い出させてくれる。もちろん、「生きがい」もまた、そうした語り得ないものの一つなのです。

前章で「生きがい」の探究者は人目につかないところにいるという神谷の言葉にふれましたが、志樹逸馬もまた、その典型のような人物です。『生きがいについて』の序文にあたる「はじめに」で神谷は、次のような志樹逸馬の言葉を引いています。

ここの生活……かえって生きる味に尊厳さがあり、人間の本質に近づき得る。将来……人を愛し、己が生命を大切に、ますますなりたい。これは人間の望みだ、目的だ、と思う。

「生きる味に尊厳さがあり」という言葉は、それを生きた者のみが書き得るものです。生きるとは、生を味わうことだというのです。第一章では、「生きがい」を「感じる」とはどういうことかを考えましたが、それは「味わう」ものであるともいえます。

現代人は「味わう」という素朴な営みの意味を見失っているのかもしれません。事実、食べ物を前にしても、それを味わう前に産地や加工法を論じ合ったりしています。目の前にある「糧《かて》」を全身で確かめることをしなくなってしまっているのです。それは心の糧である言葉を前にしたときも同じなのかもしれません。しかし、志樹逸馬の生きたのはそれとは正反対の道でした。

また、志樹がここで、「私」という一人称ではなく、「人間」「人」を主体として語っているのに注目したいと思います。彼は、詩を書きながら、自分の生涯という問題は「私」だけでなく、「人類」の問題であることに気がついていきます。人は、個として存在していながら、普遍と呼ぶべきものに向かって開かれている、というのです。

神谷美恵子と志樹逸馬の出会い

先の志樹の言葉を受けて、神谷美恵子はこう記しています。

これを書いた患者さんとはその後、個人的に知り合うことができたが、右のことばが決して単なる虚勢ではなく、彼の存在そのものから流れ出る、いきいきしたもののあらわれであることが、まぎれもなく感じとられた。彼は当時三九歳、かなりの重症で、松葉杖にすがって歩いている体は永年の病のためにおとろえ、髪の毛はすでにまっしろであったが、とうとう数年後には亡くなった。あとに彼の手になる多くの詩がのこされている。

志樹の言葉は、単なる強がりでも、空想的な目標を語っているのでもなく、彼自身の人生に深く裏打ちされた言葉だというのです。

ここでは控えめな表現になっていますが、神谷にとって志樹逸馬との出会いは決定的な意味を持っていました。詩を書くという営みによって人は、自分自身だけでなく、他者とのつながりを、さらには人類の問題を探究できる。志樹逸馬の存在と言葉は、そのことを神谷美恵子に改めて気づかせたのです。神谷自身が詩を書き、詩を読むことを愛する人物だったことも二人をつなぐ重要な鍵になりました。志樹も神谷も、真実はしばしば言葉にならないことを熟知していたのです。

『生きがいについて』で神谷は、幾度か志樹に言及しています。次に引く一節にも彼との出会いから受けた影響は色濃く残っています。

足場をうしない、ひとり宙にもがいているつもりでも、その自分を大地はしっかりと下からうけとめて支えていてくれたのだ。そして自然は、他人《ひと》のようにいろいろいわないで、黙ってうけ入れ、手をさしのべ、包んでくれる。みじめなまま、支離滅裂なまま、ありのままでそこに身を投げ出していることができる——。

血を流している心にとってこれは何というやすらぎであろうか。何という解放であろうか。そうして、自然のなかでじっと傷の癒えるのを待っているうちには、木立《こだち》の蔭から、空の星から、山の峯から声がささやいてくることもある。自然の声は、社会の声、他人《ひと》の声よりも、人間の本当の姿について深い啓示を与えうる。なぜならば社会は人間が自分の小さい知恵で人工的につくったものであるから、人間が自然からあたえられているもろもろのよいものを歪め、損っていることが多い。

これが、神谷と長島愛生園で出会った人たちのあいだにあった出会の光景です。志樹との出会いによってより広く、深く開かれていった彼女の眼に映った現実です。試練のなか、朽ちることのない生の意味を見出していった名無き者たちの軌跡です。これらの経験は、同質の生を生きている無数の人々を発見する眼を、彼女の心に開きました。

目で見る世界と眼で観る世界

先の一節に「血を流している心」という言葉がありました。目の前に顔から血を流している人がいれば、声をかけ、介抱をします。しかし、「生きがい」を見失った人が、心から血を流しているのには気がつかないことが多いのかもしれません。

このことは「生きがい」が見失われがちなこととも無関係ではありません。神谷美恵子がいう「生きがい」は心から流れ出る「血」によって深められ、意味あるものにされたものだったからです。

同時に彼女は、ある不思議な現象に遭遇します。それは「生きがい」を失っている人を見出し、そして慰め得るのは、「生きがい」を失い、再び発見した人である、という事実です。

「生きがい喪失の苦悩を経たひとは、少なくとも一度は皆の住む平和な現実の世界から外へはじき出されたひとであった。虚無と死の世界から人生および自分を眺めてみたことがあったひとである」と書き、こうした苦境を生きた人に開かれる「眼」をめぐって、彼女は次のように語っています。

> いま、もしそのひとが新しい生きがいを発見することによって、新しい世界をみいだしたとするならば、そこにひとつの新しい視点がある。それだけでも人生が、以前よりもほりが深くみえてくるであろう。もはや彼は簡単にものの感覚的な表面だけをみることはしないであろう。ほほえみのかげに潜む苦悩の涙を感じとる眼、ていさいのいいことばの裏にあるへつらいや虚栄心を見やぶる眼、虚勢をはろうとする自分をこっけいだと見る眼——そうした心の眼はすべて、いわゆる現実の世界から一歩遠の

いたところに身をおく者の眼である。

試練を生きた人の眼は、感覚や目に見える現象の奥にあるものを「観る」というのです。単に目で見るだけでなく、視力とは異なる眼力で直観する。それは、見えない涙や見えない血が心を流れているのを感じ取り、うわべだけの繕《つくろ》いや諂《へつら》い、あるいは虚栄を見抜く、というのです。その眼は、外見上の事実の奥に真実が潜んでいるのを見過ごさない。

語られざる言葉を受け取る

この本で神谷は、病という試練を生きた人たちだけでなく、戦争や死別、あるいは大きな挫折などによってさまざまな悲しみを背負った者たちの言葉にもふれています。むしろ、そうした無数の語らざる人によって彼女はこの本を「書く」ことを促された、といったほうがよいのかもしれません。『生きがいについて』を書くとき、彼女には自分のなかから言葉を生み出そうとした、というよりも、語らざる者たちから、言葉を託されたという実感があったのかもしれません。

のちにも詳しくふれますが、若き日、東京の全生病院（現在の国立療養所多磨全生園）を訪ねた、あのときからずっと、彼女は言葉を託され続けていた、というべきなのかもしれないのです。こうした心情は、一九三六（昭和十一）年、彼女が二十二歳になる年に書いた「うつわの歌」と題する詩によく表われています。

私はうつわよ、
愛をうけるための。
うつわはまるで腐れ木よ、
いつこわれるかわからない。

でも愛はいのちの水よ、
みくにの泉なのだから。
あとからあとから湧き出でて、
つきることもない。

うつわはじっとしてるの、

うごいたら逸《そ》れちゃうもの。
ただ口を天に向けてれば、
流れ込まない筈はない。

愛は降りつづけるのよ、
時には春雨のように、
時には夕立のように。
どの日も止むことはない。

とても痛い時もあるのよ、
あんまり勢いがいいと。
でもいつも同じ水よ、
まざりものなんかない。

うつわはじきに溢れるのよ、

そしてまわりにこぼれるの。
こぼれて何処へ行くのでしょう、
——そんなこと、私知らない。

私はうつわよ、
愛をうけるための。
私はただのうつわ、
いつもうけるだけ。

（一九三六・一二・三）
（『うつわの歌　新版』）

「うつわ」になるということは、自らの非力を痛感することでもありますが、同時に、何ものかから注がれるいのちの水に気がついていくという道行きでもある。無名の人々が神谷美恵子という器に、いのちの水を注ぎ、溢れてこぼれたものが『生きがいについて』という本になった。こうした人々に叡知の源泉を感じつつページをめくる。そうすることで私たちは、より豊かなものを見出せるように思います。

長島愛生園で働き始めたとき彼女は、自分の持てる力をすべてそこに注ぎ込もうとした。しかし、何かをつかみとろうとするその熱意は、他者に向かって開かれて行かねばならないという、もう一つの責務を覆い隠したかもしれません。長島愛生園での経験は、神谷にとって初心に立ち返り、人生を歩き直すきっかけとなったのです。

『生きがいについて』に秘められた「物語」

『生きがいについて』は、神谷美恵子が、真の自己に出会っていく「物語」として読むことができます。この本は今日では、二十世紀日本を代表する思想書となっていますが、同時に彼女の精神的自叙伝でもあるのです。

「物語」という表現には説明が必要かもしれません。ここでいう「物語」とは、いわゆる作り話ではなく、人が生きることによってのみ表現できる生の流れを指します。さらに、「物語」にはいつも、文字だけでは語り尽くせない何ものかがある。人はそれにふれたとき、心が動かされるのです。

優れた思想書が、その内に「物語」を秘めているのは珍しいことではありません。先にふれたデカルトの『方法序説』はその典型ですし、井筒俊彦の主著『意識と本質』もそうした一冊です。これらは思想書でありながら、まるで優れた小説のような読後感がありま す。

神谷美恵子の著作集を刊行している出版社が作成した年譜によると、神谷は津田英学塾の学生だった一九三三（昭和八）年、初めて全生病院を訪問します。このことが彼女の人生を決定的に変えることになります。

しかし、この訪問の年には異説もあります。『喪失からの出発　神谷美恵子のこと』（岩波書店）を書いた太田雄三[1]は、翌三四（昭和九）年、それも神谷が、愛する人との死別の経験を経たあとではなかったかという大変重要な指摘をしています。この経験については次章でもふれたいと思います。

この訪問以降、彼女のなかからハンセン病を生きる人々が消えることはありませんでした。自発的に赴《おもむ》いたのではありません。叔父である金澤常雄に連れられて行ったのでした。

金澤常雄は、前章でふれたように内村鑑三の高弟の一人で、かつては内務省の官僚でした。

た。しかし、その職を辞し、この頃は伝道者になっていました。官僚という社会的立場を離れ、信じるもののために生涯を捧げるという彼の態度は、その後の神谷に大きな影響を与えています。

神谷美恵子と、ハンセン病を生きる人々

ハンセン病は、戦前期まで、有効な治療の方法が見つからず、人々をたいへん深く苦しめました。しかし、現在の日本では、感染することも発症することもほとんどありません。また、たとえ発症したとしてもさまざまな治療法が確立しています。

「ハンセン病患者」という表現は、何か大切なものを隠してしまうようにも感じられます。「ハンセン病患者」という特別な人間が存在するわけではありません。実在するのはそれを生きている個々の人間だけです。さまざまな感情、経験、言葉にならないおもいを宿した、ひとりひとりの人間です。病はすでに治療されたけれど、その後遺症による生活上の不自由を背負っている人々なのです。このことを忘れずにいたいと思います。

全生病院を訪問して以降、彼女のなかで、この病を生きる人々の近くにありたいという気持ちは抑えがたく大きく、深くなっていきます。この当時のことは神谷の著作である

『人間をみつめて』に収められている「らいとともに」に詳しく記されています。

若き日、彼女自身が肺結核――当時は生命を脅かす病だった――を経験したことも無関係ではありません。そして、愛する人を喪ったことは、彼女に「いのち」とは何かを深く考えさせる機会となりました。神谷は『生きがいについて』の「おわりに」に「私もできれば看護婦か医師になってこのひとたちのために働きたい、という思いが心に芽ばえた」と書いています。

しかし、一九三五（昭和十）年に発病した肺結核と、父親の強硬な反対のため、この願いは簡単には実現しませんでした。神谷の意志が固いことを知り、父親が医科への転向を許したのはコロンビア大学大学院古典文学科在学中の一九三九（昭和十四）年のことでした。

翌四〇（昭和十五）年一月には、コロンビア大学理学部・医学進学コースに進みます。正式に医学を学び始めたのは、一九四一（昭和十六）年、二十七歳になる年です。東京女子医学専門学校（現在の東京女子医大）に編入します。彼女はハンセン病に直接携われる道に進みたいと思いますが、父親に猛反対され、精神医学の道へ進みます。

しかし、あとから振り返ると、回り道に見えたことが、かえって、のちの選択に新しい道を切り拓くことになったことが分かります。

神谷は一度ならず語っていますが、彼女が長島愛生園に通うようになった頃は、世の常識はこの病を、身体の問題としてのみ捉えていました。神谷美恵子と長島愛生園の人々との出会いは、ハンセン病と精神医学という観点から見ても近代日本の医学史においても重要な出来事だったことは、記憶すべき事実です。

神谷美恵子と長島愛生園

一九五七（昭和三十二）年に調査が始まった当時の長島愛生園では、精神疾患がある患者に対し、精神科の治療は行われていませんでした。この様子を見た神谷は、高島重孝園長に「文化国家などと言いながら、日本の一隅にまだこんなところがあるとは、まさに国辱ですね」と発言してしまいます。すると高島園長から「そんなこと言うなら、あなたここへ来て精神科をやって下さい」と告げられた、と神谷は書いています（『人間をみつめて』）。

目のあたりにした現実と、自分の言葉に責任を感じた神谷は、週末を中心に兵庫県の芦屋から片道五時間かけて岡山の長島愛生園へ通うことになります。現在のような交通の便も整っていない状況でのことでした。当時、彼女は神戸女学院大学で教壇に立ち、幼い子供を二人育てていました。

初めは非常勤職員でしたが、後に正式に精神科医長となり、月に数回長島愛生園で診察を行うようになります。その生活は、職務を変更しつつ、一九七二（昭和四十七）年まで約十五年間続きました。

『生きがいについて』の「おわりに」に彼女は「このらい園で精神科医として働くことは私の大きな生きがいの一つである」と書いています。

長島愛生園とのおよそ十五年間の交わりにおける前期の七年を費やして「研究」した成果が『生きがいについて』です。しかし、この本は研究の果てに生まれ出たものである、といった方が適切であるように思われます。次の一節はそのことを明らかに示しています。

わざわざ研究などしなくても、はじめからいえることは、人間がいきいきと生きて行くために、生きがいほど必要なものはない、という事実である。それゆえに人間から生きがいをうばうほど残酷なことはなく、人間に生きがいをあたえるほど大きな愛はない。

「わざわざ研究などしなくても」という一節を書くまでに、神谷は多くの時間を要しました。研究することによって、かえって研究の手前にある現実そのものがよりあざやかに感じられ、その意味が明確に捉えられたというのです。

研究は、対象をどこまでも客観的に見ることです。神谷はまず医学研究者の眼で「生きがい」を分析しようとしました。それだけでなく、いのちとは何か、人間の存在の根底にあるのは何か、また、人のつながりの源になっているものとは何かを詩人、哲学者の眼を同時にはたらかせて探究しました。

哲学者は、事象や存在の本質を探究する人です。詩人とは、容易に言葉にならないおもいをどうにか言葉にしようとする者であり、同時に言葉を持たない人の心を映しとろうとする者の呼び名です。彼女のなかには医師のほかに、内なる詩人、内なる哲学者がいたのです。

このことが単なる比喩ではないことは、彼女が残していった数々の著作が明らかにしています。『生きがいについて』を書くという哲学的探究のなかで、彼女が多く詩を引用しているのもそのことを証ししています。

また、神谷は、「生きがい」と「愛」とが深い関係にあることをも指摘しています。ここでの「愛」は、単に誰かを好ましく思う、ということにはとどまりません。それは、自己と他者、あるいは時代を隔てた人類に対し、いのちを燃えたたせる火を届けようとすることだともいえると思います。

「生きがい」を見失う、というのは、この「火」を十分に感じることができない状態にほかなりません。光がなければ、自分の部屋に何があるかも分からなくなる。しかし、それは探しているものが無くなったことを意味しません。見えないということと、消滅したこととは同じではないのです。

時間からはじき出されて

先に『生きがいについて』は神谷の精神的自叙伝としても読める、と述べました。それは「思想的」にそうであるというだけではありません。この本で彼女は、彼女自身の経験や言葉であると思われるものを他者の手記として引用しています。次に見ていく「時間」を見失った人物の言葉はその一例です。

「生きがい」を奪われた人間とは、「時間からはじき出された人間」である、と神谷はいいます。そのような状況においては「過去を思うことはたえがたい苦痛であり、未来は考えるさえおそろしい」と感じる。さらに「現在という時間にも現実性が感じられなくなる」。そう述べたあと、「次は結核で病んでいる或る娘のことばである」と書き、こう続けています。

私にはもう時間というものがなくなってしまったような気がする。あるものはただ苦しんでいる自分、その苦しみの意識だけではないか。これはいつまで経っても変るはずがないのだ。まわりでどんなことがおころうと、自分とはもう何の関係もない。あるのはただ苦しみの永遠のくりかえしだけだ。時計の針がどんなにまわっても、私はただこの耐えがたい状態で生きて行くだけなのだ。

「生きがい」を奪われるとは、「時間」の感覚を奪われるに等しい。時間は人生の目印です。その感覚を奪われることは、目印のない大海に投げ出されたような状況を強いられるということにほかならない。再び「生きがい」を取り戻すとは「時間」との、さらには計測できない「時」、すなわち永遠と呼ぶべきものとのつながりを回復することだというのです。

これが、神谷美恵子自身のことだという確証はありません。神谷がそう言及した事実もありません。しかし、その他の同様の匿名の女性の言葉を神谷の生涯と考え合わせたとき、符合する事実が見受けられること、そして、『生きがいについて』では引用されている言葉に出典を示す註が付されることが多いのですが、こうした証言にはそうした註釈がないことから見ても、彼女の言葉だと考えてよいように思います。たとえ神谷自身の言葉ではなかったとしても、彼女が、強い親近感をもってこの言葉を引用していることに疑いはありません。

沈黙の三十年をたどる

彼女が初めてハンセン病患者と会ってから、この本が完成するまでには、およそ三十年の歳月が流れています。先の言葉が真実であれば、『生きがいについて』を書くとは、彼女にとってもまた「時」との関係を取り戻そうとする営みだったことが分かります。

それは同時に、読者である私たちにも、神谷の言葉の奥にある「時間」を読む道が開かれている、ということでもあります。『生きがいについて』を読むとは、神谷美恵子の三十年の沈黙を感じることだともいえるように思います。

ここからしばらくのあいだ、神谷の著作や日記等を参照しながら、『生きがいについて』が書かれるまでの神谷の人生を追いかけてみることにしましょう。

一九四三（昭和十八）年の夏、二十九歳になる年に神谷は「癩者《らい》に」と題する詩を書いています。ハンセン病はある時期まで「癩病」と呼ばれていました。「癩者」とはハンセン病を生きた人のことです。

この章のはじめに木村哲也の『来者の群像』という本にふれました。その中で木村は、大江は世の中が「癩者」と呼ぶ人たちこそ「来者」、すなわち、未来を照らす者であると考えた、と書いています。

一方、神谷にとって「癩者」は未来を照らす、というよりも、人間の生の深みを照らし出す存在でした。彼女はその姿に、人間の苦しみを背負って十字架上で亡くなったイエスにつながる精神の血脈すら見ているように思われます。

この詩は、目で読むよりも、声に出して音読するときの方が、言葉の奥に秘められたものを感じられるかもしれません。

光うしないたる眼《まなこ》うつろに
肢《あし》うしないたる体《からだ》になわれて
診察台《だい》の上にどさりとのせられた癩者よ
私はあなたの前に首《こうべ》をたれる。

あなたは黙っている
かすかに微笑《ほほえ》んでさえいる
ああ　しかし　その沈黙は　微笑は
長い戦の後にかちとられたものだ。

運命とすれすれに生きているあなたよ
のがれようとて放さぬその鉄の手に
朝も昼も夜もつかまえられて
十年、二十年と生きて来たあなたよ

なぜ私たちでなくてあなたが？
あなたは代って下さったのだ
代って人としてあらゆるものを奪われ
地獄の責苦を悩みぬいて下さったのだ。

ゆるして下さい、癩の人よ
浅く、かろく、生の海の面に浮かびただよい
そこはかとなく　神だの霊魂だのと
きこえよき言葉あやつる私たちを。

心に叫んで首をたれれば
あなたはただ黙っている
そしていたましくも歪められた面に
かすかな微笑みさえ浮かべている。

（一九四三・夏）
（『うつわの歌　新版』）

「そこはかとなく　神だの霊魂だのと／きこえよき言葉あやつる私たち」という言葉は、彼女の自戒の言葉であるだけではありません。それは彼女が、ハンセン病という試練を生き抜こうとする人に「神」や「霊魂」のはたらきをも体現している者の姿を見ていたことを告げています。

「なぜ私たちでなくてあなたが？」という認識が、彼女の出発点でした。本来ならば自分が背負わなければならない何かを、代わりに背負ってくれている人が目の前にいる。どうすれば彼ら彼女らの問題を「わがこと」とすることができるのか。こうした困難な挑戦に向かって彼女は歩き始めたのです。

この詩から感じられるのは、畏怖と感謝をあわせたような荘重な心持ちです。また、人生の導師に対するような畏敬の念でもあります。神谷は、自分の人生は、ハンセン病を患い、人生の荒野を生きたいわば無名の師たちとの邂逅《かいこう》によって開かれ、支えられてきた、というのでしょう。

「若くして逝いた人」

神谷美恵子に人生の秘められた意味、人生の秘義を教えたのは、全生病院や長島愛生園の人たちだけではありませんでした。神谷は、『生きがいについて』の「おわりに」に、この本の成り立ちにふれながらとても印象的な言葉を残しています。

> 当時は結核のいい療法もなかったので、同時代に療養していた知人のなかには、いくたりも若くして逝いたひとがあった。その後私はふしぎにも完全に治ったが、いったいなぜ私だけが癒されて、あのひとたちは死んで行ったのであろうか、という思いが負い目のようになって、いつまでも心につきまとった。

神谷は、津田英学塾を卒業してまもなく、肺結核を患いました。ここで注目したいのは「若くして逝いたひと」という表現です。「いくたりも」と一般化されていますが、ここで神谷が最も強く想起しているのは、神谷の初恋の相手であり、腎臓結核に罹《かか》って亡くなった野村一彦[2]のことではないかと思います。「なぜ私だけが癒されて、あのひとたちは死んで行ったのであろうか」という一節は、先の詩にあった「なぜ私たちでなくてあなたが?」という一節と強く共鳴しています。

なぜ、私だけが生き残ったのか、自分はなぜ、病を生きた人たちの過酷な日々とは異なる生活を送っているのか、そうした問いが彼女から離れることはありませんでした。

しかし、同時に彼女は、そこに留まることもしません。神谷は、考えてから生きるのではなく、生きながら考えます。さらにいえば、生きることによってこそ、考えを深めていこうとするのです。一九四四(昭和十九)年の日記に彼女はこう記しています。

昨日Y子さんからこの間の詩を要求されて断りながら考えた。Mちゃんや Y子さんたちは私の全活動が病人のためにあり、特に私の書くものがすべて病める人たちの、あるいは更に一般の人の励ましになり慰めになるべきもので当然あることを期待する。そうした期待は時に甚だ重苦しく感ぜられ、あるいはこれに対して反撥に近い心を起させる。

altruistisch〔利他的〕な衝動とともに純粋な wissenschaftliche od. aesthetische Triebe〔学問的又は美学的衝動〕が私に存することを彼女等は知らぬ。また一般にクリスチャンはこうしたものの存在を許さないしみとめない。ああしかし、私はこれらなしではちっ息する。(『日記・書簡集』)

この年、神谷は東京大学医学部精神科医局に入局し、内村鑑三の長男である内村祐之《ゆうし》[3]のもとで精神科医として働き始めます。先の一節は、その頃に記された文章です。

あるとき神谷は、友人たちに、もっと病める人を励ますような言葉を書くように言われる。しかし、彼女の根底にはそうした衝動とは異なるものも存在する。また、彼女は自分が出会っている人々の人生は、自分の励ましくらいで何かが変わるようなものではないとも感じている。さらにいえば、深いところで慰められ、生きることを鼓舞されているのは自分の方である、という思いすらあったように思われます。

悲しみの彼方にある美のちから

ここでとても重要だと思われるのは、先の一節にあった「美」をめぐる神谷の告白です。人の役に立つためだけのことを、どれだけ積み重ねたとしても、美しいものにふれていなければ「ちっ息する」という部分です。

神谷にとっての「美」とは何かを考えるとき、民藝運動を提唱した柳宗悦《むねよし》[4]の言葉が補助線になってくれるように思います。神谷は、美をめぐる柳宗悦の文章に強く心打たれています。

神谷の人生の時間の流れにおいてはすこし先のことになりますが、『生きがいについて』を執筆中の、一九六一（昭和三十六）年九月二十日の日記を見てみましょう。神谷はこの日、柳宗悦『南無阿弥陀仏』を授業の合間に読んで「感銘あふる。日本に生まれてよかった、とはじめて心の底から思った。今までわからなかったことだ。新しい世界がひらけた。ことに『美』の世界についてのくだり」（『日記・書簡集』）と書いています。

どこを読んだか神谷は、具体的な引用をしていません。しかし、たとえば次に引く一節は、『生きがいについて』の世界につながる言葉であるように思われます。「『悲』とは含みの多い言葉である」と書いたあと、柳は次のように続けています。

悲しさは共に悲しむ者がある時、ぬくもりを覚える。悲しむことは温めることである。悲しみを慰めるものはまた悲しみの情ではなかったか。悲しみは慈《いつくし》みでありまた「愛《いとお》しみ」である。〔中略〕古語では「愛し」を「かなし」と読み、更に「美し」

という文字をさえ「かなし」と読んだ。信仰は慈みに充ちる観音菩薩を「悲母観音」と呼ぶではないか。それどころか「悲母阿弥陀仏」なる言葉さえある。基督《キリスト》教でもその信仰の深まった中世紀においては、マリアを呼ぶのに、'Lady of Sorrows'の言葉を用いた。「悲しみの女」の義である。（『南無阿弥陀仏』）

「悲（かなし）」という言葉は、単に「悲」を意味するだけではない。「愛しい」と書いても、「美しい」と書いても「かなしい」と読むことからわかるように、「愛」や「美」の意味を内包している。こうした柳の世界観に神谷は共鳴したのだと思います。彼女にとっての真の美は、悲しみの彼方に見出される何ものかだったのです。

悲しみは美《かな》しみでもある。彼女はハンセン病を生きる人たちに、世にいう「美しさ」とは異なる、しかし、けっして朽ちることのない「美しみ」を見出している。全身でいのちを生きる人の姿を彼女は、この上なく美しいと感じている。彼女が先にドイツ語で書いていたのも、日本語で通常使われている「美しさ」の意味と自分が認識している「美」がまったく性質を異にするものであることを自覚しているからだと思われます。

死の接近と「生きがい」

肺結核を生きのびた後の神谷の人生にもどりましょう。

一九五五（昭和三十）年、神谷は再び大病を患います。初期の子宮がんが見つかったのです。『生きがいについて』には「ガンを宣告されたある主婦の手記である」として次のような言葉が引かれています。

私がガンにかかっているということがわかったとき実におどろきました。いきなりドカンと頭をなぐられたような感じでした。ガンになったひとの話はきいてはいましたけれど、よりにもよってこの自分がなるとは！　すべてのものが急に自分から遠のいてしまいました。夫も子どもも、世の中もすべて幕をへだてたむこうの世界のことのようになり、自分は幕のこちらで、たったひとり、間もなく死んでこの世から去って行く、という現実とむかいあっているのでした。

私にはいろいろ人生への夢がありました。その大部分はまだ実行できないでいたことでした。死というものがやって来たら、どんなに中途はんぱな人生でも、そのはんぱなままで去って行かなくてはならないのだ、ということに、今さらのように愕然としました。

この経験は、彼女を人生の中心に引き戻す契機となりました。出来ることに、ではなく、本当にやるべきことに向き合わなくてはならない、そうした抗しがたい促しとなる出来事だったようにも感じられます。

このあと神谷は、長島愛生園を再訪し、家庭と大学を中心とした生活から本当に苦しんでいる人たちがいるところへ出向いていくようになり、生活と人生が一変します。

次に引く『生きがいについて』の一節も、彼女の生涯と重ねて読むとき、いっそう真実味を帯びてくるように感じられます。

いずれにせよ、自分の一生が生きがいあるものであったかどうかという問いは、そ

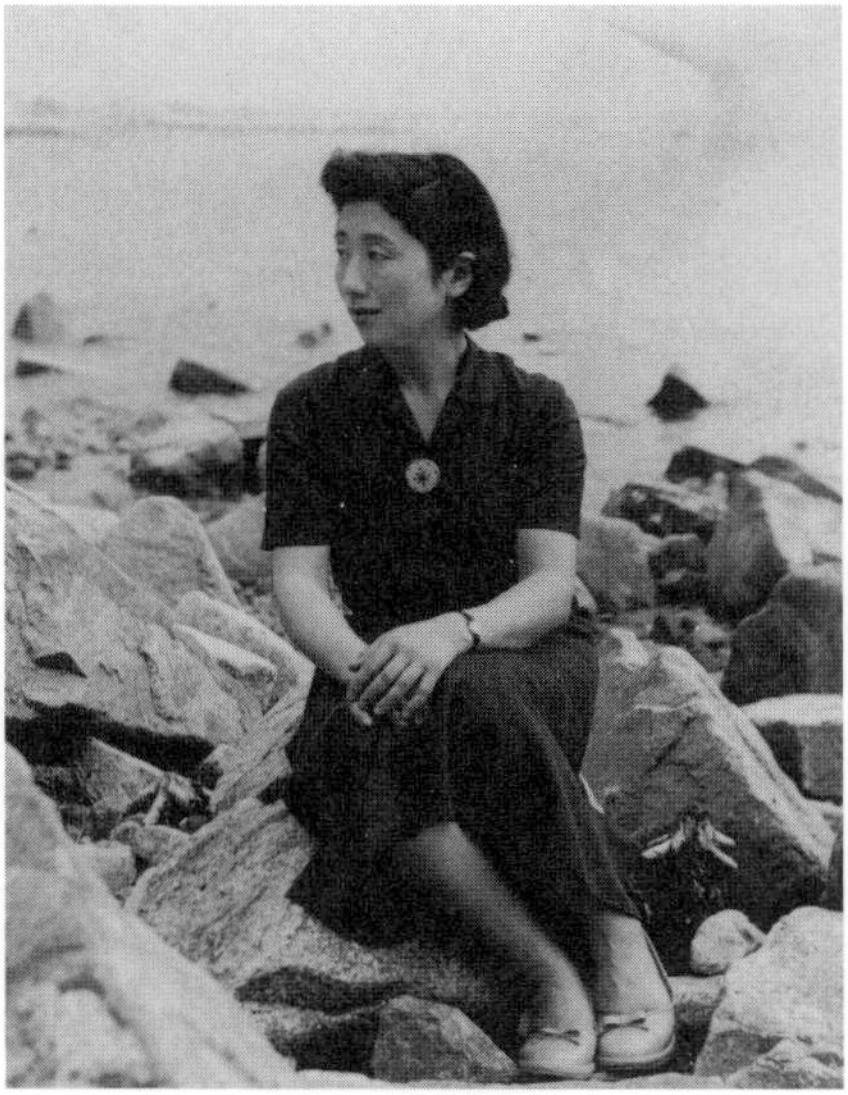

長島愛生園近くの海岸にて（一九五九年）

のとき、多くのひとの心にひらめくであろう。多くの生きがいが死の接近によってうばわれるとしても、残されたわずかな生きる時間のなかで新しい生きかたを採用し、過去の生に新しい意味を賦与することさえありうる。

「生きがい」とは何かを考えるのに遅いということはない。たとえ、その始まりが人生の晩節であってもよい。それは、過去の悲しみや苦しみ、失敗や挫折の経験、生涯そのものの意味をすべて塗り替え、新しくする、というのです。

今日私たちは、「生きがい」とは何かを考えるとき、神谷の言葉を手がかりに前に進んで行くことができます。それは、『生きがいについて』が、そうした状況を作ってくれたからです。

「真に甲斐のある苦しみ」という種子

神谷はまず、「生きがい」という言葉自体を探すところから始めなくてはなりませんでした。もちろん、その意味は知っている。しかし、この言葉が、あるときには彼女のなかで根を張るには至っていなかったのです。その契機はある絵画によってもたらされました。
一九五八（昭和三十三）年十二月二十日、神谷はゴッホ展を見る機会がありました。そのときの衝撃を彼女は日記にこう記しています。

ゴッホ展へ（京都）。迫るような緑に圧倒された。自分も表現に身をささぐべきことを改めて思った。学者としての道の閉されている事はむしろ有難いことなのだ。その暗示をすなおに受け入れねばならない。（『日記・書簡集』）

ゴッホは、牧師を志しながら、挫折を経験し、画家になりました。そのことを知りながら神谷は、学者としての道で困難を感じている現状も、自分にとっては障壁ではなく、異なる道へ進むようにとの促しなのではないかというのです。翌日の日記にも鮮烈な思いが刻まれています。

人は自分であり切らねばならない、ということを再びまざまざと感じて〔引用者註：ゴッホ展から〕帰って来た。自分のこれから進むべき道をはっきりと示されたように感じた。
精神病医として立とうとあがくことのおろかしさよ。私にとって精神医学は最初から単に人間に接触する道ではなかったのか。

神谷が精神医学を志したのは、真の意味で「人間」の姿に出会うためだった。しかし、いつしか、精神医学そのものを目的としてしまい、最初の志を忘れてしまったのではないのか、というのです。神谷美恵子にとって「人間」とは何かを問うことと「生きがい」とは何かを問うことは分かちがたく結びついていました。ゴッホの作品に神谷は、絵画を通じて同じ問題を探究した者の告白を見出し、進むべき道を思い出すのです。

翌五九（昭和三十四）年六月二十九日の日記に、神谷は「『生甲斐』『意味感』ということについて書いてみたいと思う」と記しています。

その約半年後、十二月二十二日の日記には「夜おふろの中で『生甲斐について』という本をかきたいと考えて夢中になった」と書かれています。

六〇（昭和三十五）年一月二十一日の日記には、「医局時代の日記をよみ直してみたら今書こう勉強しようと考えている題目と全く同じ事をあの頃からもう考えている事を知って驚く」とあります。

そして、同じ年の二月三日の日記には、ついに「このままガンで死んでもいいように、私のカオスをこの本の中で一応克服してまとめることができたらそれでもう私の存在理由は全うした事になりそうな気がする。この苦しみはだから真に甲斐のある苦しみなのだ」と書くのです。

「真に甲斐のある苦しみ」、これが神谷のなかに芽吹いた「生きがい」の若芽だったのです。

「生血がほとばしり出すような文字」で書く

これらの文章からは、この本が最後の一冊になるかもしれない、そう思って神谷が書いているのが、はっきり分かります。同じ年の七月三日の日記には、いっそう烈《はげ》しいおもいが刻まれています。

どこでも一寸切れば私の生血がほとばしり出すような文字、そんな文字で書きたい、私の本は。今度の論文も殆どそんな文字ばかりのつもりなんだけれど、それがどの位人に感じられるものだろうか。
　体験からにじみ出た思想、生活と密着した思想、しかもその思想を結晶の形でとり出すこと。（『日記・書簡集』）

「生血がほとばしり出すような文字」とあるように、彼女は本当の言葉が、頭でも、手でもなく、「血」で書かれなくてはならないという。それは全身全霊で書く、ということにほかなりません。

　真実の言葉は「血」で紡がれなくてはならないと書いたのは哲学者のニーチェ[5]です。神谷がここでニーチェに言及しているわけではありませんが、「書く」ことをめぐる態度には著しい接近があるように感じられます。

　ニーチェは『ツァラトゥストラかく語りき』で「すべての書かれたもののなかで、わたしは血で書かれたものだけを愛する。血で書け。ならばわかるだろう、血が精神であることを」（佐々木中訳）と書いています。

　ここでの「血」には、全存在を賭けてという意味のほかに、自分という存在に流れ込む歴史の問題をひっさげて、という意味もあると思います。ニーチェにとって、あるいは神谷にとってもまた、書くことも読むことも「血」の営みであることは注目してよいと思います。

一九六五（昭和四十）年四月には、長島愛生園精神科医長になり、月に二度、水曜日から土曜日までを長島で過ごす生活が始まりました。それと並行して執筆も佳境に入ります。八月九日の日記からは、そのときの心境をありありとうかがい知ることができます。

六時起床。窓辺はひんやりとする。すぐ原稿にむかう。時間がない、時間がせまっているという意識にどうしてこんなに追われるのだろう。それが私の文章をズサンにするのだ。朝のセミの音にきき入りながら、もっと「永遠の時」に生きたいと願う。かけてもかけなくとも、間に合っても合わなくてもいいのではないか。ただ一生懸命生きたというだけで！　たくさんの苦しみ、悲しみ

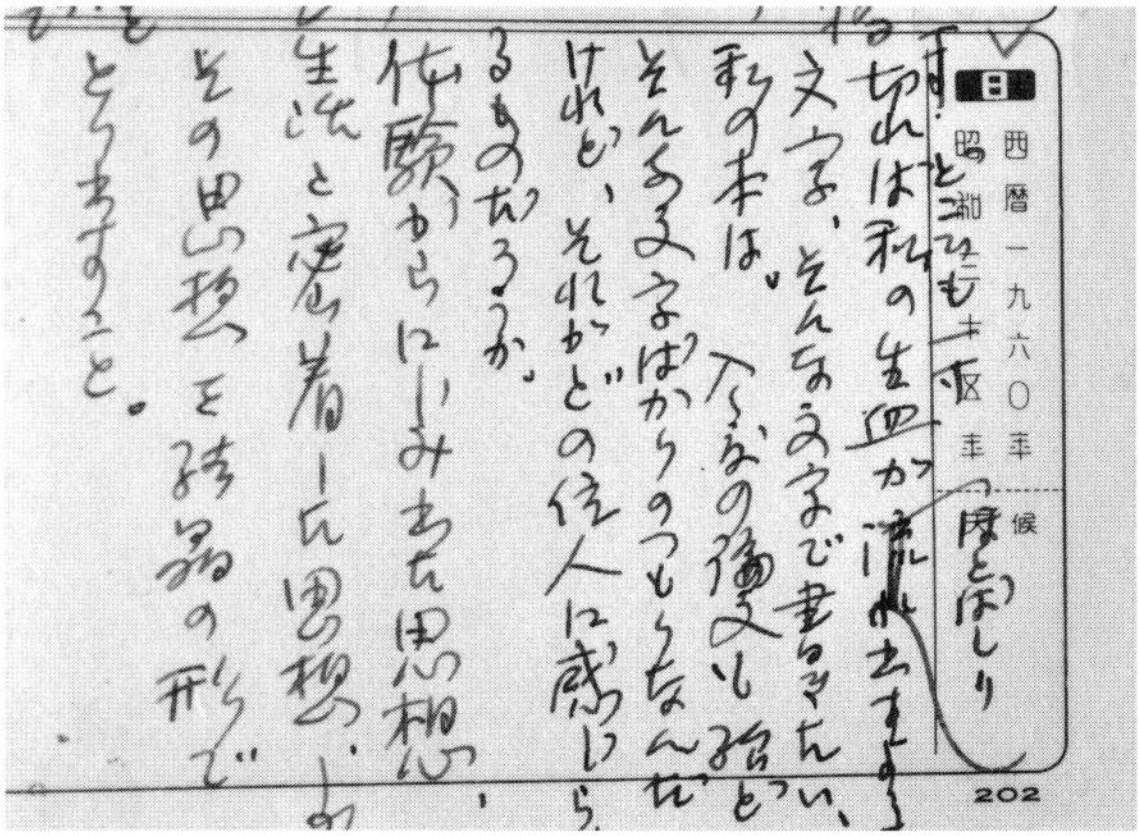

『生きがいについて』の構想を記した一九六〇年七月三日の日記

と、たくさんのめぐみとをうけたこの一生を？（『日記・書簡集』）

文面から見るとすでに出版が決定していて、締め切りを意識しながら書いている様子がうかがえます。構想から出版まで長い時間がかかっていますが、その間にゆっくりと書いていったというよりも、終盤は急き立《せ》てられるように書き進めているのがよく分かります。

一九六六（昭和四十一）年、ついに『生きがいについて』は刊行されます。その序文には、この本を書くときの彼女の根本姿勢が明瞭に記されています。

したがって、本書では、とくに後半で、愛生園で得た資料がいわば主役を演ずるような形になっている。しかし統計やアンケートや心理テストの結果は、すでにいくつかの論文にまとめたので、ここではほとんどふれていない。それに人間の生きがいというような奥深い問題を探求する上で意味のあるものは、むしろそうした機械的調査のあらい網の目からは洩れてしまうもののなかにふくまれていると思われ、そういうこぼれ落ちたもののなかから考える材料をひろいあげた。

意識の傾向は、アンケートや統計でもつかめるかもしれない。しかし、「生きがい」は、そうした「機械的調査のあらい網の目からは洩れてしまう」。そこから「こぼれ落ちたもののなかから考える材料をひろいあげた」と神谷はいいます。

そのためには彼女は研究者という立場から離れなくてはならなかった。また、一個の人間として、長島愛生園の人々と向き合うところから始めなくてはならなかった、というのです。

【語註】

【1】**太田雄三**（一九四三〜）
カナダ・マッギル大学名誉教授。著書に『新島襄　良心之全身ニ充満シタル丈夫』『英語と日本人』など。

【2】**野村一彦**（一九一三〜三四）
作家・野村胡堂の長男。神谷美恵子の兄・前田陽一の友人だったことから、妹の美恵子と知り合う。腎臓結核で六年間闘病のすえ、二十一歳で没。美恵子への想いを綴った野村の日記は『会うことは目で愛し合うこと、会わずにいることは魂で愛し合うこと。　神谷美恵子との日々』として二〇〇二年に出版された。

【3】**内村祐之**（一八九七〜一九八〇）
精神医学者。内村鑑三の長男。東京帝国大学教授などを経て国立精神衛生研究所長。双生児や傑出者の脳の研究などで知られる。学生時代は投手として活躍し、後年プロ野球コミッショナーも務めた。

【4】**柳宗悦**（一八八九〜一九六一）
美術評論家・宗教哲学者。東洋大学で宗教学を教え、後に民藝運動を提唱。雑誌「工藝」を創刊し、ソウルに朝鮮民族美術館、東京・駒場に日本民藝館を設立した。著書に『民藝とは何か』『手仕事の日本』など。

【5】**フリードリヒ・ニーチェ**（一八四四〜一九〇〇）
ドイツの哲学者。「神は死んだ」としてキリスト教信仰の上に築かれたヨーロッパ的価値観の崩壊とニヒリズムの到来を告げ、常に過去の人間および自分自身を超えて成長する「超人」に人間の理想像を求めた。著書に『ツァラトゥストラかく語りき』『善悪の彼岸』など。

第三章　避けがたい試練と向きあう

「待つ」という営み

避けがたい出来事に打ちのめされる。あるいは人生をかけた目標に挑戦したが、結果的に挫折してしまう。こうした「生きがい」を脅かす経験は、いつでも、誰にでも起こり得ます。それは人生の危機と呼ぶべき経験です。

人生の危機に瀕しているとき人は、何とかして一刻も早く立ち上がろうと躍起になります。しかし、なかなか思うように事は運ばない。さらなる困難が襲いかかる場合もある。立ち上がれない日々に罪悪感を覚えることもあるかもしれません。

前章で神谷が日記に「真に甲斐のある苦しみ」と書いたのを見ました。『生きがいについて』で取り上げられる人の多くは、こうしたそれぞれの「苦しみ」を経て「生きがい」を見出してきました。しかし、その姿は、がむしゃらに苦しみと格闘する、というだけのものではありません。むしろ、印象的なのは、神谷を含めた人々が「待つ」ということを経験していることなのです。

願うように転機が訪れるわけではなく、まるで洞窟のなかで吹雪が止むのを待っているような日々を送らねばならないことは誰にでもあります。しかし、そこにどのような意味を感じているかは、必ずしも同じではありません。

「待つ」という経験はつらいのですが、振り返ってみると「待った」からこそ見えてきたものが、転機へと導いてくれた、と感じることも多いのではないでしょうか。その導きの光になるのが、あるときは苦しみ、あるときは悲しみである、と神谷はいうのです。次に引く一節は、人生の困難と「生きがい」の発見をめぐる神谷の実感をじつに鮮やかに表現しています。

　ひとは自己の精神の最も大きなよりどころとなるものを、自ら苦悩のなかから創り出しうるのである。知識や教養など、外から加えられたものとちがって、この内面からうまれたものこそいつまでもそのひとのものであって、何ものにも奪われることはない。

人は、もっとも確かなものを、もっとも過酷なものから生み出すちからをもっている。それは知識などとは異なって、忘れることも、消えることもない。人はしばしば、物質や金銭、あるいは名誉や地位、権力といったものに頼りがちです。しかし、この確かなものは、私たちの「内面から」湧水《ゆうすい》のように立ち現われる。神谷は、このとき顕現した何もののかこそ、誰にもけっして奪われることがない、その人自身のものだと語っているのです。「生きがい」はどこにも売っていません。また、誰かから、あてがってもらうこともできません。神谷は、真に「生きがい」と呼ぶべきものは、その人自身の経験を種子として花開く、というのです。

虚無と暗黒のなかの燭火

「生きがい」が奪われた、という表現に出会う事があります。しかし、神谷の本を読んでいるとそれは「奪われた」というより、「見失われた」と考えるべきではないかという記述に幾度も出会います。『生きがいについて』で神谷は、多くの場合「生きがい」は、「うばわれた」のではなく、姿を変えて「意識の周辺におしやられ、そこで存在しつづける」のではないか、と書いています。

フロイト[1]のいうように、自分にとって都合のわるいことは抑圧され、無意識の世界におしやられるということもたしかにある。しかし生きがいをうばわれたというような状況は、多くの場合、そう簡単に無意識のなかに封じこめられてしまいうるものではなく、単に意識の周辺におしやられ、そこで存在しつづけるのではなかろうか。それが意識の中心を占めるものの背景となって、これに影響をおよぼすものと思われる。それは虚無と暗黒の背景であるから、ちょうど暗視野装置の顕微鏡でものをみているように、対象の存在が浮かびあがってみえるのではないかと思われる。

日常の意識活動を脅かすものを人は、意識の片隅、あるいは無意識の世界に追いやり、自らの手でふれ得ない場所に追いやる、とフロイトは考えました。しかし神谷は、問題が「生きがい」に関わる場合、フロイトの学説では説明できない現象に遭遇する。ある重大な、耐えがたい出来事が起こって、「生きがい」が失われたとしか思えなくなることは確かにあります。

しかし、それは見えなくなり、感じにくくなっただけで、「うばわれた」、あるいは消滅したわけではないのではないか、と神谷は考えたのです。

ここで彼女は「暗視野装置の顕微鏡」を喩《たと》えに用いています。暗視野顕微鏡は、ある光を照射することで小さな物質を見るための特殊な顕微鏡です。私たちの肉眼では見えないものも、特別な光、そして顕微鏡であればその存在を確認することができます。そして、その何かものは闇のなかでこそ、強く光を放つのです。
「生きがい」の発見とはときに、ある特殊なレンズが必要になる。そんな微細なものを見分ける「レンズ」のような気づきの経験が必要になることがあります。神谷にとって、そうした「レンズ」になったのは、あるときは、ゴッホの作品であり、あるときは志樹逸馬という詩人との巡り会いでした。その経験が得られないとき、世界は彼女にとって暗がりに感じられたのかもしれません。しかし、そうしたときも光は見えにくかっただけで、光が失われたわけではなかったのです。

神谷は「生きがい」を「虚無と暗黒」の世界にあってもなお、火を灯しつづける何ものかだとも感じていました。あるときは、ほとんど存在しないかのように小さくなることもあるが、たしかに燃え、朽ちることのない炎のようなものだというのです。

熾火《おきび》という言葉があります。炭の中にあり、一見すると見えない、けれども、息を吹きかけさえすればたちまち燃え上がるような火を表わす言葉です。熾火は「燠火」と書くこともあります。この文字を見ると、火が奥――存在の深部――で燃えているものであることがいっそうよく分かります。

「生きがい」は私たちの心のなかでしばしば「熾火／燠火」のような状態になっていること

とがある。そうであるとするならば、私たちに求められているのは、奪われてしまった、とうろたえることではなく、その潜んでいる何かを見る「眼」を、自己のなかに開くことなのかもしれません。

「はじめに」でも述べたように、『生きがいについて』を読み解く「鍵」になる言葉――「鍵語」――はいくつもありますが、「発見」はその一つです。存在しないものを「発見」することはできません。神谷は「新しい生きがいの発見」という表現も用いていますが、ここでいう「新しい」は、「見失われた」に置き換えてもよいものです。むしろ、その方が、この本によって説かれた思想の核というべきものに、より確かに近づけるように思います。

真理の発見は、人を深いよろこびへと導きます。そのなかでも「生きがい」という「わたしの真実」ともいうべきものを見出すことほど大きな喜びはない、と神谷は考えています。その「よろこび」を書く神谷の筆はまるで、風景を描き出す優れた画家のようです。「平等にひらかれているよろこび。それは人間の生命そのもの、人格そのものから湧きでるものではなかったか」と書いたあと、彼女はこう続けています。

一個の人間として生きとし生けるものと心をかよわせるよろこび。ものの本質をさぐり、考え、学び、理解するよろこび。自然界の、かぎりなくゆたかな形や色や音をこまかく味わいとるよろこび。みずからの生命をそそぎ出して新しい形やイメージをつくり出すよろこび。――こうしたものこそすべてのひとにひらかれている、まじり気のないよろこびで、

「生きがいの発見」は、文字通りの意味で、筆舌に尽くしがたい、生の深みから湧き上がる比類なき歓喜だというのです。

光は闇の奥にある

挫折や試練の経験はない方がよいのでしょうか。挫折の経験は、ときに耐え切れないほどの試練になり、私たちを地に這うような状況に追いやることがあります。しかし、振り返ってみると、試練の経験がなかったら、今も分からないままだったことがたしかにある、と思うこともあるのではないでしょうか。

試練の崖と呼びたくなるような、そうした場所からでなくては見えないところにこそ、

「生きがい」に通じる扉があるのではないか、と神谷は考えています。
イギリスの詩人ジョン・ミルトン[2]を神谷は深く愛していました。ミルトンは詩や論説を書き、ピューリタン革命の指導者オリバー・クロムウェルを言葉で支えた人物です。しかし、ミルトンは革命の渦中に失明します。彼は失意の日々を送りますが、ふたたび詩と向き合い、ついに、人類の遺産ともいえる『失楽園』という壮大な詩を完成させます。彼女は、この多才な詩人が本当の使命に出会ったのは、失明という絶望の果てだったことを書き記しています。

ミルトンは危く絶望に陥りかけるが、この時彼を再び立ち直らせたのが昔の使命感であった。当時の文章のなかで彼はいう。「私の胸のなかにいますあの天的な警告者《モニター》」の「光」は「私が弱ければ弱いほどあざやかに輝き、私が盲になればなるほど、私の視力は明らかになるであろう。」ハンフォード[3]のいうとおり、「神の予言者としての特別な使命感が戻って来て彼を覚醒せしめ、絶望の予感を投げすてさせ、大きな苦悩を最終的な献身へと転化せしめたのである。」

ここでの「視力」が、物体を見る能力を意味するのではないことは、ミルトンが失明をしていることからもわかります。それは、見えないものを見る「眼」のちから、「生きがい」を見通す「視力」と呼ぶべきものです。

「私が弱ければ弱いほどあざやかに輝き、私が盲になればなるほど、私の視力は明らかになるであろう。」と語るミルトンの言葉は、稀有なる叡知を感じさせます。この詩人は自らを包む闇が深ければ深いほど、目には見えない真実の光を強く、確かに感じるようになった。絶望とは、闇の経験であると同時に光を見出す経験だったというのです。さらにいえば、闇こそが、光の到来を告げ知らせるものである、とすら神谷は考えているのかもしれません。

「待つ」ことの深みへ

さらに、闇の中にあったミルトンが深めたのは「待つ」ことの意味でした。「待つ」とは、何もしないことではなく、明日にむかって心身を整え、準備していくことにほかなりません。

しかし詩への使命といっても、めくらの身でどうして果たせようか。その苦悩にみちた問いが、あの有名な失明についての十四行詩《ソネット》である。その最後の句「ただ立ちて待つ者もまたつかえまつるなり」は決して消極的な姿勢ではない。待つというのは未来へむかっている姿勢である。向きさえ、あるべき方向にむかっていればよい。ミルトンのすべての大作は失明にもかかわらず――否、むしろ失明のゆえに、――次々にうみ出されて行った。孤独と苦渋にみちた現実の生活のなかからうまれたものではあったが、そこには、あふれ出る大河のようなおもむきがみられる。

「待つ者もまたつかえまつるなり」とは、待つ者もまた、その姿によって全身全霊で人生に誠実を尽くし、神に仕《つか》えている、というのです。こうしたミルトンの境涯を語るとき、神谷はそこに自らの人生を重ね合わせて語っているようにも思われます。

愛する人の死、自らの病、理想に向かって生きることへのさまざまな試練など、神谷も「待つ」ことを幾度も経験しなくてはなりませんでした。

待つことを実践する際には、つねに不安が伴います。しかしその一方で、無自覚だったとしても、人は「待つ」あいだ、迫りくる未来を全身で感じているのです。

「待つ」という経験は「生きがい」を見出そうとするときにも不可避的に起こるもので す。ある人には待つ者の姿は、まったく消極的なもの、あるいは時間を無駄にしている状態にも映ることがあるかもしれません。しかし、その内には、外見とは別種の充実が存在している可能性もあることを神谷は描き出そうとします。

〔引用者註：粘菌が自らを守るように〕人間もまた外的条件に恵まれないときにはなるべく抵抗を少なくして、エネルギーの消耗をふせぎ、なんとかその時期をやりすごすほうが全体からみて得策のことがある。鳴りをひそめ、小さくなって時期の到来をうかがうその姿は、一見消極的にみえても内に強じんな自由への意志を秘めている。

「待つ」ことは、自然の理にかなった、また必然の行為である。いたずらに前に進むのではなく、気力、体力を整え、歩きはじめるべきときの到来を待つ。それが必須の歩みになることがある、というのです。

「待つ」ことが歩みであるという表現は矛盾しているように感じられるかもしれません。しかし、神谷はこうした論理的には矛盾のように感じられる場で、しばしば「生きがい」

は見出される、と語っているのです。

大切な人を喪うこと

第二章で、神谷の初恋の相手・野村一彦が結核のため、若くして亡くなったことにふれました。次に考えてみたいのは、別れ、ことに死別という試練と「生きがい」との関係です。神谷美恵子もそうした体験を経ています。

初恋の相手といっても、神谷と野村は、二人きりで会ったこともなく、気持ちを伝え合うことさえしていませんでした。しかし、互いの気持ちはしっかりと伝わっています。二〇〇二年に刊行された『会うことは目で愛し合うこと、会わずにいることは魂で愛し合うこと。』（港の人）という野村一彦の手記を読むと、そのことがわかります。この本には、「魂」における愛をめぐる、まさに熾火のような言葉が記されています。

美恵子さんの姿を遠くに見てからも三ヶ月たった。けれどもこんな事が何で最大の苦しみになり得よう。僕は本当に幸福なのだし又美恵子さんもとても幸福なのだから、僕には我慢して居る事が出来る。そして、会うという事は、目でもって愛し合う事になるけれども、会わずに居る事は魂をもって愛し合う事を教えられる。

どんな優れた書き手でも、これほどまでに美しく、また燃えるような言葉を書くことはなかなかできません。こうした言葉は、自分自身と、彼が信じた神——野村も無教会の信仰者でした——だけを前にしたときに生まれるものなのかもしれません。書かれていたように「魂をもって愛し合」った二人は、互いの気持ちをよく知っていました。

大切な人と共に生きている。このことはそれだけで十分に「生きがい」になる経験です。しかし、人はその意味をなかなか感じ切れていないというのも現実ではないでしょうか。真に愛と呼ぶべき経験は、その意味があまりに大きく、誰にとってもそのときには受け止めきれないものなのかもしれません。

二人の関係に決定的な変化をもたらしたのは、野村の死でした。死によって関係が終わるのではなく、変化した、ということについてはのちほど考えてみたいと思います。死は、いつ訪れても突然だと感じるものです。大切に思う人を喪ったとき、私たちはいのちの光が消滅したのではないかと思うほど、過酷な日々を送ることになります。『生きがいについて』には、野村との関係をめぐって、彼女自身の心境をつづったと思われる言葉が

「青年に死なれた娘の手記」として記されています。

ガラガラガラ。突然おそろしい音を立てて大地は足もとからくずれ落ち、重い空がその中にめりこんだ。私は思わず両手で顔を覆い、道のまん中にへたへたとしゃがみこんだ。底知れぬ闇の中に無限に転落して行く。彼は逝き、それとともに私も今まで生きて来たこの生命を失った。もう決して、決して、人生は私にとって再びもとのおりにはかえらないであろう。ああ、これから私はどういう風に、何のために生きて行ったらよいのであろうか。

「喪す」と書いて「ほろぼす」と読むように、愛する人を喪うという経験は、わが身の何かが「喪《ほろ》ぶ」に等しい。また、愛する人の死は「大地」の喪失に等しい出来事だと神谷は書いています。

「はじめに」でも書いたように、「大地」もまた、神谷美恵子がいう「生きがい」の本質を考えるとき、重要な鍵になる言葉です。それは自分が意識しないときも、沈黙のうちに自分を支え、そして育むものでもある。「重い空がその中〔引用者註：大地〕にめりこんだ」

とあるように、愛する人の死は、自分自身が根底から揺るがされる経験にほかならないというのです。

不可視だが、実在するもの

しかし、こうした耐え難い絶望とともに、神谷は別な心情も切々と書き綴っています。大切な人を喪うと同時に、その人の姿は目の前から消えてしまったけれども、その存在は消えていないのではないか、亡き者は、姿なき「生ける死者」として存在しているのではないか。そうした矛盾するかのような認識が自分のなかにあることを、神谷は『生きがいについて』のなかで告白めいた調子で記しています。

しかしやき場で骨を拾うとき、骨壺をかかえて帰るとき、墓の前にたたずむとき、愛する者の存在がただそこにあるものだけになってしまったとはどうしても思えない。のこされた者の心は故人の姿を求めて、理性とは無関係にあてどもなく、宇宙のはてばてまで探しまわる。今にも姿がつかまえられそうな、声がききとれそうな、そのぎりぎりのところまで行って空《むな》しく戻ってくるくやしさ。そのかなしみはひとの心をさまざまな迷路に追いやって来た。

肉体はすでにここにはない。だが亡き人は、死者として新生し、今もどこかにいるように感じられる。自分の認識を妄想だと切り捨ててしまうには、あまりに確かな実感がある。だが、死者となった者の声は聴こえず、姿も見えない。五感では何もとらえられず、ただ、不可視な者の実在だけがひしひしと感じられる。それが、野村を喪ったあとの神谷美恵子の日常だったのです。

ここで神谷は「かなしみ」とひらがなで書いています。そこで感じているのは「悲しみ」という文字だけでは表現できない何かだというのでしょう。第二章で柳宗悦の文章から考えたように、「かなしみ」はさまざまな意味を含んでいます。悲しみ、哀しみ、愛しみ、美しみ、すべて「かなしみ」と読む。さらに詩人の中原中也は「愁しみ」も「かなしみ」と読んでいます。

ここに示した五つの感情が折り重なり、一つになったのが「かなしみ」です。「かなしみ」の経験は悲痛であると同時に、哀憐、情愛、美の経験であり、さらには愁傷の経験でもあるのです。

私たちは、「かなしみ」によって迷路に引きずり込まれるように感じることがあります。しかし、『生きがいについて』という本を読むと、「かなしみ」が、私たちを「生きがい」へと導く光へとその姿を変じてもいくことがわかります。愛する者を喪った人の、その後の人生を導くのも「かなしみ」の光なのです。

なぜなら、人は、真に愛したものを「うしなった」とき、「かなしみ」を覚えるからです。かなしみはいつも、何かを愛していた自分の発見という出来事でもあるのです。

野村一彦との死別から、十二年後、彼女は、生物学者の神谷宣郎《のぶろう》[4]と結婚します。二人が結婚を決めるまでに長い時間は必要なかったようです。美恵子は宣郎とのあいだに子どもをもうけ、家族を持つことになります。結婚する一九四六（昭和二十一）年の五月二十七日の日記にはこう記されています。

　Nの肖像が壁からほほえみかけている。彼の美しい素直なほほえみは私を勇気づける。私は私の孤独と悩みの数々を持ったまま彼の許へ行こう、彼によって人生にしっかり根をはろう。そう、土にかえる前のひとときを。（『日記・書簡集』）

彼女は、先のような言葉を書きつつ、内心で驚いていたかもしれません。一彦の死のあと彼女は、生涯独身でいようと感じていた時期が長くありました。そうした人生観を覆した宣郎の存在は、美恵子の生涯において大きな意味をもっています。

彼女の日記では宣郎は「N」として登場します。宣郎もその業績が海外で高く評価されるなどした、大変に優れた生物学の研究者でした。美恵子ががんであることが分かり、長島愛生園に通うことを決意したときも、それを強く後押ししたのは宣郎でした。彼も『生きがいについて』の誕生に大きく貢献した一人だったのです。

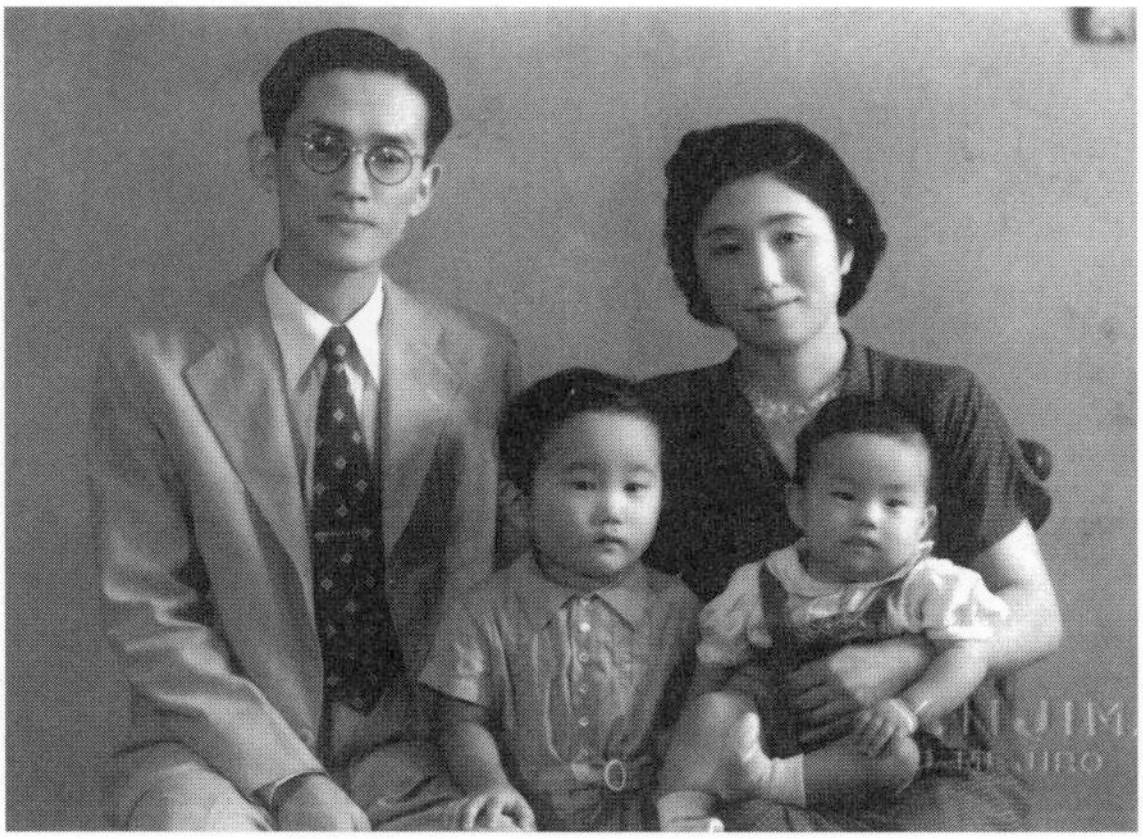
家族と（一九五〇年）。左が生物学者の夫・神谷宣郎

「幸福論」としての『生きがいについて』

人間の肉体は消えても、その存在が消えないように、「生きがい」もそれを奪うような出来事を経ても消えることがない。自分を押しつぶすような試練があっても「生きがい」は、けっして損なわれることがない、と神谷は考えています。そうした生きがいの秘義を示すような出来事は、ある男性の境涯をめぐって語られます。その男性とは、一人の死刑囚です。真の生きがいとは決して損なわれないものであることを「彼に教えたのは苦しみと悲しみの体験であった」と書いたあと神谷は、こう記しています。

このようなことをわかってくれるひともまた深い苦悩を一度は通ったことのあるひとにほとんどかぎられていた。結局、人間の心のほんとうの幸福を知っているひとは、世にときめいているひとや、いわゆる幸福な人種ではない。かえって不幸なひと、悩んでいるひと、貧しいひとのほうが、人間らしい、そぼくな心を持ち、人間の持ちうる、朽ちぬよろこびを知っていることが多いのだ——。

ここでいう「ほんとうの幸福」と「生きがい」は同義です。『生きがいについて』は、形を変えた「幸福論」だといってもよいように思えます。

ただ、「ほんとうの幸福」は、悲しみや苦しみの門を越えたその先にある場合もある。

真の幸福を知るのは、真に悲しみと苦しみを経験した人であるのです。苦しみや悲しみを生きる人は、人目につかないところで、静かに己れの経験を深化させている。真の幸福を知る人は、世間が注目する場所とは、まったく別なところで生きている。不幸、懊悩《おうのう》、貧しさを経た人間の心にこそ「人間の持ちうる、朽ちぬよろこび」が宿っている、と神谷は語ります。

悲痛や苦悩を経なければ幸福を得られない、というのではありません。しかし神谷は、誰もが人に言えない、あるいは言わない悲しみや苦しみを胸に抱えているのではないか。そこにこそ「生きがい」への扉がある、というのです。

さまざまな「死」と向き合う

人は誰も、自分との関係によって死を感じ分けています。「私」は一人称です。大切な人は、「あなた／汝」と呼ぶべき二人称です。そして、世の人々は三人称になる。自分が死ぬのは「一人称の死」、大切な人が亡くなるのが「二人称の死」、そして、それほど身近でない人が亡くなるのが「三人称の死」です。

ただ、人によっては「二・五人称の死」と呼ぶべきものを感じることがあるかもしれません。実際に会ったことはないが、その人の存在はいつも大切に思っている、という場合には、二人称と三人称の中間と考えられるのではないでしょうか。

さらに考えてみたいのは、死者になったあと、その人のことを近く感じるようになった、という場合のことです。たとえば、神谷美恵子の死後、彼女の言葉にふれ、彼女を年来の知人のように感じている人もいるかもしれません。そのような死のことを、ここでは「四人称の死」と呼ぶことにしたいと思います。読者のみなさんのなかには、すでに神谷だけでなく、志樹逸馬のような人の死も四人称の死として感じられている人もいるかもしれません。

一人称の死は永遠の謎です。それを経験した人はこの世には存在しません。また、世界では日々多くの人が亡くなっていますが、私たちはそれらをすべて二人称の死として捉えているわけではありません。一つの死も受けとる人によってさまざまな人称になるのです。そして死との関係をめぐって神谷は次のように述べています。

周囲のひとが死病にかかったり、死んだりしても、よほど身近かなひとでもないかぎり、軽くやりすごしてしまう。そうでなければ、人間の精神は一々ゆさぶられて耐えられないからでもあろう。葬式のあとまたは通夜の席上、ひとびとが思いのほか愉快そうに飲み食いし、歓談する光景はそうめずらしいものではない。あれも精神の平衡をとり戻そうとする自然現象であろう。そのなかで、故人の存在にすべてを賭けていた者は、心の一ばん深いところに死の傷手《いたで》を負い、ひとりひそかにうめきつづける。

前半で語られているのが三人称の死です。誰かが亡くなり、そこに悲しみを感じますが、神谷が「軽くやりすごしてしまう」と書いているように、多くの人は時間とともにその死と折り合いをつけ、日常に戻っていきます。葬儀や通夜で、わざと笑ったり楽しい話をしたりする。そうすることで、死を二人称ではなく、三人称に変化させ、ようやくその死を受け容れられるようになる、というのです。

しかし、「故人の存在にすべてを賭けていた」場合は違います。神谷にとって野村の死は二人称の死でした。愛する者を喪った傷は、心の一番深いところ、人の目の届かないところに生まれる。それはときに、他人はもちろん、自分でさえ感じられないほど奥深いところにある。それは精神的には、ほとんど一人称の死と同じようなものに感じられるのではないでしょうか。

先の一節で神谷は「うめき」という表現を用いています。他者に見えず、聞こえないのが「うめき」です。それが「二人称の死」のときにほとばしりでる、声にならない、悲しみの「声」です。

嘆くとき、人は声や言葉を発しますが、「うめき」は声さえ出ない場合もあります。また、それが他者に聞かれることも稀《まれ》です。なぜなら、人はいつも、真に一人でいるときにだけ「うめく」からです。

受け継がれる死者論

二人称の死について考えるために、『生きがいについて』に幾度か引かれている、藤井武[5]という人物の言葉に注目してみたいと思います。読者のみなさんにはあまり馴染みのない名前かもしれませんが、神谷を理解するうえでとても重要な人物です。後年、彼女は藤井からの影響をめぐってこう記しています。

金沢の叔父〔引用者註：金澤常雄〕の上にさらに輝く星として藤井武という先生の

書きものに私は心酔していた。その方の全集は岩波書店から出ているが、お目にかかったこともないその先生の文才を通して、この上もなく純粋と感じられた先生の主張と、それを忠実に実行された生きかたに魅せられていた。（「帰国」『遍歴』）

「心酔していた」とあるように藤井の著作から受けた影響は、若き日の彼女を決定したといってよいと思います。『生きがいについて』には、藤井に対する敬愛を失うことなく、そこから自らの人生を切り拓いていく過程が記されているといってもよいほどその影響は深く、強いものです。

藤井武は、内村鑑三の高弟の一人で、神谷の叔父である金澤常雄と同じく、官庁の役人を辞め、「独立伝道者」になります。彼は文学的な素養も豊かで、先にふれた詩人ジョン・ミルトンの研究の大家でもあり、ミルトンの『失楽園』を『楽園喪失』という題で翻訳してもいます。

同じく内村鑑三の高弟に東京大学の総長も務めた矢内原忠雄[6]がいますが、矢内原は、藤井を大変敬愛していました。藤井の没後、彼の全集が出版された際の序文で矢内原は、「藤井武は広く読まるべき著者ではない。深く読まれるべき人物である」と書いていますが、この言葉は藤井の仕事とその人格をたいへんよく物語っています。
矢内原の言葉通り、藤井という人物を「深く」読み、大きな影響を受けたのが神谷でした。藤井を通じてミルトンの世界にふれただけでなく、神谷が藤井から継承したのが死者論です。藤井は妻を喪った経験を、長編詩「羔《こひつじ》の婚姻」に書き記しています。『生きがいについて』で神谷はその冒頭の句「愛する者に死なれること」を引用しています。

日はゆき、もはや名ごりを留めず
ぬれ空、星のかげも見えない、
ぬけがらのごとくわたしは帰る。
無心の子らが寝息もいずこか、
音なき家は私にさながら
大きな新しきうつろの墳墓!
宇宙の底より湧くと覚しき
暗黒がわたしの霊を呑んで
平安は跡もなく消え失せた。

泣こうか、否、祈ろうか、否、
起とうか、否、坐ろうか、否、
一切の否定、否定の否定。
旋風にめぐる木の葉のように
心は宙にから舞い、身もまた
いつしかぐるぐると歩き廻る。
〔中略〕
言《ことば》に絶えたる日は始まる。
見せつけらるるおのが弱さよ、
見失いたる神のさびしさ。
山崩れに生埋めとなりし
坑夫たちのごとく、昼も夜も
光や隙よとわたしはもがいた。

妻を亡くしたとき、わが家は墓となり、世界は闇に覆われた。立ちあがり、座る。そうした日常の動作すらもままならなくなる。単に気力が湧かない、というのではありません。ここでも、先にふれた「大地」の喪失とその再発見の道程が記されています。「言に絶えたる日は始まる」とあるように、愛する者を喪うことは、語り得ない何かに自分が呑み込まれてしまい、言葉を失う経験でもある。しかし、言葉が失われるところが詩の始まりでもある、というのが詩の現実です。

人は、語り得ないことを胸に宿したとき、詩を書く必要に迫られるのです。それは、悲しみから「ほんとうの幸福」が生まれるのに似ています。

愛する者の失せし時

この詩を読み、自ずと想起されるのは、内村鑑三の『基督信徒のなぐさめ』の第一章「愛するものの失せし時」です。『基督信徒のなぐさめ』もまた、内村が妻を喪ったことを契機に記されたものでした。

内村鑑三、藤井武、神谷美恵子は、信仰、文学といった交わりだけでなく、愛する者を喪った経験においても、強く結びつきます。

内村は、『基督信徒のなぐさめ』のなかで、死別を経験した際の、逆説の祈りとでもいうような自身の経験を述べています。かつては、自分が神に熱心に祈りを捧げていたからこそ、神はそばにいると思っていた。絶望ののち、祈ることもできず、神を否むような言葉を吐くこともあった。だが、それからしばらくすると、自分が祈ったときに神が自分の近くにいたのではない、自分が祈れないときにこそ、神はそばにいたのだ、ということに気がついた。内村はそのように書いています。

このとき、内村が発見したのは、傍らにいる神だけではありません。喪った妻もまた彼は近くに感じています。亡き者はすでにいなくなってしまった、そう感じ、悲しみに打ちひしがれそうになるとき、亡き者は不可視な姿で、生者に寄り添うというのです。

先に「美しみ」と書いても「かなしみ」と読むということにふれました。ここでの「美」は、存在の深みから、人生の秘密を照らしだすような経験を指します。『生きがいについて』のなかで神谷は、イギリスの詩人テニスン[7]が親友を失ったときにつむいだ詩集『イン・メモリアム』の一節を引いています。

愛し、そして喪ったということは、
いちども愛したことがないよりも、よいことなのだ。

これは神谷美恵子のたどりついた境涯そのものなのだと思います。大事に思っている人を喪わなくてはならない人生は、単に不幸なだけではない。喪ったという現実は、それまで気がつかなかった愛の発見に人を導く、というのです。

内村と同時代を生きた、『茶の本』の著者でもある岡倉天心[8]も、ある作品で、出会いは別れの始まりだと述べています。

出会いは別れの始まりだというと、出会いには意味がないように感じられるかもしれませんが、天心が語ろうとしているのはそれとは正反対のことです。出会いが深ければ深いほど、死別の意味も深くなる。それほど貴いことがあるだろうかと天心は感じている。出会うことがなければ、別れることもない。別れは出会ったことのもっとも確かな証しでもあるのです。

二つの「罪」と「生きがい」

第一章で、「生きがい」を見失うに至る、いくつかの契機を挙げました。その一つに、罪を犯すということがありました。罪を犯したことで、それまでの他者との関係、あるいは自分との関係、さらには未来との関係にも大きな溝ができることがあります。これも避けがたい試練のひとつです。

ただ、「罪」という表現を用いるとき、神谷の念頭には二つの異なる「罪」が思い浮かんでいたのかもしれません。一つは、法的な意味での「犯罪」、もう一つは罪悪感をもたらす「罪」です。

英語ではこの二つの罪を crime と sin という別な言葉で表現します。もちろん、二つが重なることも少なくありません。ここで考えてみたいのはsinの方の罪です。『生きがいについて』で神谷は、次のような「罪を犯した者の告白」を引いています。

この頃私はさびしいばかりです。特に自分の心の傷については悲観的です。どんな理由があったにしろ思うたびに悲しい。……親友にすら誰にも言えないかなしみは、泥ンこの中から這い出して来て、しみついた匂いをひそかに洗い流そうとするように空しい。……やはり自分がそのことをしたということは、かなしいのです。何度苦しい夢をみたことか知れません。自分の腕を切ったのでしょうか。眺めては泣いている夢を見ました。皆に指さされる夢、いえ、夢でなく、実際にその思いを、感ずるのです。何かにつけて思いがそこに行くと、もう一歩も動けない弱さを痛切に味わっているような有様です。……前歴ということは打消せないのですね、どうしても。

罪を犯した人は、言葉にならない悲しみを抱えています。心の深い場所に、語り出せない後悔があることは先の一節からもうかがえます。

先に見た死刑囚をめぐる神谷の記述の、本当に苦しみを分かってくれたのは、やはり苦しみを経験した人だったという一節を思い出しましょう。悲痛を経験した人は誰かの悲しみの理解者となり、あるいは後悔を経験した人は、それを生き抜くことによって誰かの後悔の経験の理解者になることができる。こうしたことは私たちの日常でも経験される事実でしょう。

悲しみの経験は、いずれやってくる誰かの悲しみを受け止める器になり得る。人は、そのようにして悲しみや苦しみの日々を互いに支え合って生きているのだと思います。悲しみ、苦しむ人に対して、小さな、しかし、本当の言葉を掛けられる人。そうした人は、どんな場面であっても「天来の使者」になる、というのです。

生きがいをうしなったひとに対して新しい生存目標をもたらしてくれるものは、何にせよ、だれにせよ、天来の使者のようなものである。

ここには「救う」という言葉は出てきませんが、新しい生存目標、すなわち「生きがい」を発見するということによって、救われたと感じることは少なくありません。むしろ、「生きがい」の発見によってこそ、人は救われたと感じる、というべきなのかもしれません。

誰かに必要とされること

人はさまざまな失敗をします。誰もが失敗をする、といった方が精確です。失敗のために社会からはじき出されることもあります。また、失敗そのものだけが理由ではなく、失敗の結果としてのあまりに大きな悲しみのために、社会の動きについていけなくなり、世の中の輪に戻れなくなる人もいます。第一章でサバルタンと呼んだ、「疎外された人々」のことです。

もう一度考えてみましょう。私たちの社会は、さまざまな形で弱い人を「疎外」してしまうことがある。疎外され、「生きがい」を見失う人もいますが、「生きがい」を見失う生活をするなかで、気がつかないまま「疎外」されていく人もいます。

「生きがい」を見失った人に出会う。すると私たちは、何かしてあげたいと感じる。お金をあげよう、何か良い言葉をかけてあげよう、優しくしてあげよう、と思うかもしれません。しかし、神谷がいうように、疎外された人たちにとって重要なのは「慰めや同情や説教」ではなく、「金や物だけでも役に立たない」。求められているのは、「自分の存在はだれかのために、何かのために必要なのだ、ということを強く感じさせるもの」にほかならない。何らかの形で人に必要であると告げられること、そこに「生きがい」が芽吹くと神谷はいいます。

君は決して無用者ではないのだ。君にはどうしても生きていてもらわなければ困る。君でなくてはできないことがあるのだ。ほら、ここに君の手を、君の存在を、待っているものがある。――もしこういうよびかけがなんらかの「出会い」を通して、彼の心にまっすぐ響いてくるならば、彼はハッとめざめて、全身でその声をうけとめるであろう。

自分は無用者だ、と思い込んでいる人を、心底必要だと思うこと、そのおもいが、その人の、固く閉まっていた心の扉を開くことがある。私たちにできるのは、何かを与えることではなく、その人自身を求めることなのです。

もちろん、これは簡単なことではありません。しかし、私たちはさまざまな困難を抱えた人もまた必要とされる社会を作っていくことはできるのではないでしょうか。単に何かを与えるのではなく、弱い立場にいる人たちとともに場を作っていくのです。

悲しみの深みで他者とつながる

愛する者を喪う、罪を犯すといった「生きがい」が損なわれる経験は、苦しみと悲しみを伴います。神谷は苦しみと悲しみを一体として語ることもありますが、二つは異なる層をなす場合もある、とも述べています。

その人の存在の基盤をゆるがすような出来事が起こると、ある時期までは苦しみも悲しみも判別できない。しかし、苦しみが人をしばしば自分のなかに閉じ込めるのに対し、悲しみはいつしか他者に開かれていくようになる。

さらに神谷は、悲しみはいつか他者の苦しみ、悲しみの音を映しとる「心の弦」になる、とも書いています。

ひとたび生きがいをうしなうほどの悲しみを経たひとの心には、消えがたい刻印がきざみつけられている。それはふだんは意識にのぼらないかもしれないが、他人の悲しみや苦しみにもすぐ共鳴して鳴り出す弦のような作用を持つのではなかろうか。〔中略〕しかしもしそこにあたたかさがあれば、ここから他人への思いやりがうまれうるのではなかろうか。

「心の琴線《きんせん》」という言葉があるように、誰の胸のうちにも「心の弦」と呼ぶべきものがある。悲しみを経験した人は、その弦に自分の心情だけでなく、自分以外の人の悲しみを響かせることができるようになる。そして、それはいつの日か、朽ちることのない他者への「思いやり」の泉へと姿を変じていく。そう神谷はいうのです。

【語註】

［1］ジグムント・フロイト（一八五六〜一九三九）
オーストリアの精神病理学者。精神科医として患者を観察し、無意識層の存在を提起。精神分析学の創始者とされる。抑圧された性欲衝動が人間の心理に影響を及ぼすとした学説は西洋思想に衝撃を与えた。著書に『夢判断』『精神分析学入門』など。

［2］ジョン・ミルトン（一六〇八〜七四）
イギリスの詩人。ピューリタン革命を支持し、言論の自由を主張、共和政府で働く。失明と王政復古の逆境のなか、叙事詩を口述し詩作に励んだ。叙事詩『失楽園』『復楽園』、劇詩『闘士サムソン』など。

［3］ジェイムス・ホーリー・ハンフォード
伝記作家・ミルトン研究者。引用はJ.H.Hanford : John Milton, Englishman, 1950より。

［4］神谷宣郎（一九一三〜九九）
昭和・平成期の生物学者。一九三六年、東京帝国大学理学部植物学科を卒業。三八年、日独交換学生としてギーセン大学に留学。三九年、第二次世界大戦勃発によりペンシルヴェニア大学へ留学。この在米時代に美恵子と出会う。四二年、第二次大戦下、交換船で帰国。四六年、東京大学植物学教室講師のとき美恵子と結婚。四九年、大阪大学理学部教授。ペンシルヴェニア大学招聘研究員、プリンストン大学客員教授などを歴任。七一年、「植物細胞の原形質流動及び水分生理の研究」で日本学士院賞受賞。七二年、オーストリア学士院外国会員。八一年、日本学士院会員。八四年、勲二等瑞宝章受賞。

［5］藤井武（一八八八〜一九三〇）
キリスト教伝道者。内務省官吏を退官して内村鑑三の助手となり、無教会運動を指導。のち独立して聖書研究会を組織し、個人月刊誌『旧約と新約』を主宰した。著作集に『藤井武全集』『藤井武選集』

がある。

［6］**矢内原忠雄**（一八九三～一九六一）
経済学者。第一高等学校に入学して同校長の新渡戸稲造の影響を受け、内村鑑三の聖書研究会に入会。東京帝国大学教授に就任して植民政策を担当。一九三七年、日本の侵略戦争を批判して大学を追われるが、第二次大戦後復職して東大総長となる。著書に『内村鑑三とともに』『帝国主義下の台湾』など。

［7］**アルフレッド・テニスン**（一八〇九～九二）
イギリスのヴィクトリア朝を代表する詩人。親友の死を悼んだ長詩『イン・メモリアム』で名声を得、ワーズワースのあとを継いで桂冠詩人となった。

［8］**岡倉天心**（一八六二～一九一三）
思想家・美術指導者。本名は覚三。フェノロサに師事し、東京美術学校長を経て、日本美術院を設立するなど、近代の日本美術界の体制を整えた。著書に『東洋の理想』『日本の覚醒』『茶の本』など。

第四章　生きる希望はどこにあるのか

いかにして自分を「許す」か

試練を経て、容易に言葉にできない深い悲痛の奥に「生きがい」を見つけていこうとするとき、他者ではなく、自分を「許す」ということが大きな壁になることがあります。当然のことながら、自分を許せるのは、自分だけです。「生きがい」の探究はときに、これまでに経験したことのない、自分との対話へと私たちを導きます。

たとえば、ある過ちを犯した人が、周囲にいる人たちにどれだけ励まされたとしても、自分で自分を許すことができなかったとしたら、その人は先へ進むことができなくなってしまいます。自分を「許す」とは、自分を受け容れることだといえるかもしれません。自分を許すことをめぐって神谷は、こう記しています。

心はその葛藤のためにひきさかれて、いつまでも苛まれる傾向がある。自分を許したいけれども、どうしても自分では許せないという苦悩である。このような心にどうしても必要なのは、自分とは無関係な、権威ある他者からのゆるしの声である。その声は師を通して響いてくることもあろう。または教典から響いてくることもあろう。時にはどこからともなくしずかに響いてくる場合もある。

ここには「私」という文字はありませんが、この一節が神谷自身の経験と密着した記述であることは想像に難くありません。

ここでの「権威ある他者」とは、私たちが「精神医学の権威」のようにいうときの「権威」ではありません。それは人間を超えた「大いなるもの」のはたらきを指しています。その「声」は、師と感じている人からだけでなく、あるときは、毎日顔を見ている人から聞かれることもある。時空を超えて教典などの書物から、またはどこからともなく響いてくることもある。ただこうした「声」は耳には聞こえません。むかしの人が「心耳《しんじ》」といったものに響き渡ります。

第二章でも少しふれましたが、「目」と「眼」も、時折、似て非なるものとして用いられます。「目」が身体的な器官を指すのに対して、「眼」は、見えないものを認識する「心眼」を意味することがあります。「生きがい」は目に見えないこともある。神谷の言葉によると「眼」のはたらきは大きく三つに分けて考えることができそうです。

一つ目は、師を探す眼、つまり信頼する人物に向き合う眼。

二つ目は、教典などの真に信頼に足る言葉を見出す眼。

三つ目は、自然のような語らざる何かと向き合う眼。

しかし、神谷は「人」、「言葉」、「自然」それぞれの現象を別個に見る眼を開かねばならない、と感じているのではありません。むしろ、これら三つを貫くような、「生きがい」を見通す「眼」を開かねばならないというのでしょう。

三つの「眼」

これまでの章で見てきたことに従って「人」、「言葉」、「自然」との関係を振り返ってみたいと思います。

「人」をめぐっては、長島愛生園で出会った人々や、彼女が師と仰ぐ哲学者三谷隆正のような存在が思い浮かびます。人を見る眼とは、その人がどういう人格かを察することにとどまりません。その人が沈黙のうちに体現することを感じとる眼であるともいえます。

「言葉」を見る眼のはたらきは、『生きがいについて』の根底を流れています。源泉は書物とは限りません。言葉は、ときに神谷が出会った人の口から語られ、あるときは彼女自身の内面からも湧き上がりました。

ここでいう「自然」は、いわゆる木々や花々を宿す大自然とは限りません。それは世界といってもよいと思います。語りかけるのは植物や山などではなく、先に見たゴッホが描いた絵画である場合もあるのです。もちろん、人間もまた自然の一部になる場合がありまず。そして、「時」なども神谷のなかでは自然という表現に含まれるものとして認識されていたように思います。

ここに挙げた「人」、「言葉」、「自然」との出会いによってもたらされるものは、しばしば記号としての言語の領域を越えたところで感じられる。その感動が言葉にならないことがそのことをよく示しています。そこに潜む意味との出会いをめぐって神谷は次のように書いています。

いずれにしても、それはただ文字や思想としてではなく、生体験として感じとられる声でなくてはならない。罪深いままでよいのだ、ありのままでよいのだ、そのままでお前の罪はゆるされているのだ、と。もしそういう声が世界のどこからか響いてくれば、罪のひとは、はっとおどろいて歓喜の涙にかきくれ、とりつくろいの心もすてて、あるがままの身を投げ出し、そのゆるしをすなおに受け入れるであろう。

「人」、「言葉」、「自然」を通じ、大いなるものの、声にならない「声」を聞き、「生きがい」と出会う。そのとき私たちに語りかけてくる最初の声は、今のままでよい、という強い現状肯定の声である。そして、その声は、単なる思想の知的理解だけにとどまることなく、「生体験として感じとられる」ものでなければならない。いきいきとした、ある意味では熱を帯びた生の経験として現われる、と神谷はいいます。

現状肯定というと、どこか難しく聞こえるかもしれませんが、それは過ち多き存在のままで大いなるものに受け容れられている、ということです。こうした経験を宗教の世界では「回心」と呼びます。

「改心」と「回心」は違います。改心は、言動や思いを改めること、そして回心は、全身全霊を大いなるものに向きなおすことです。狭く小さな自分の心ばかり見ていた眼を大いなるものの方に向き直すこと、それが回心です。

現状肯定の声は、改心を求めない。その人をありのまま包み込むようなはたらきがあり、その促しによって回心が起こるというのです。

ここで神谷が考えているのは、過ちの心のまま、もがき、あえぐことの意味と、その行為が、人間をそれまでとは違った地平へと導くという予測し難い出来事とその意味の深みなのです。

「永遠」と「変革体験」

神谷美恵子の「生きがい」の哲学を理解する重要な鍵語のひとつに「変革体験」があります。「変革体験」という表現は、現代では誤解されやすいかもしれません。それは、「生きがい」に向かって人生を生きなおす契機になる経験、「生きがい」に「目覚める」経験だといった方がよいかもしれません。

「変革体験」という言葉からは、世にいう神秘体験のような、非日常的なものが想起されるかもしれませんが、神谷が考えているのはそうしたものばかりではありません。むしろ、彼女が着目していた「変革体験」は私たちの日常生活のなかにあるものなのです。そして、「変革体験」は時間という過ぎ行くもののなかで生きていた私たちを「永遠」という過ぎ行かないものに導く、と神谷はいいます。

第一章でも見たように「この永遠性の意識が、かならずしもこの世における現在の生とかけはなれた遠い未来として体験されているのではなく、すでに『いま』、『ここで』いきいきと体験されている」と神谷は書いています。彼女にとって「永遠」とは、けっして過ぎ去ることのない時間の彼方にある「時」のことです。

変革とは、単なる変化ではなく、その時代の常識が革《あらた》まることです。それが内面で起こるとき、私たちはそれを「目覚め」と呼ぶことがあります。

人は「時間」に追われながら生きていることが少なくありません。しかし、「変革体験」を経た人は、「時間」の生活のなかに「時」の次元を招き入れるのです。「時間」においては、出来事は過ぎ去っていく。しかし、「時」の次元でのことは過ぎ行かず、朽ちることもない。「時」の次元において、人は自らの経験の意味を深めていくことができるのです。

仏教では悟りを開いた人を「覚者」と呼びますが、それは永遠の真理に「目覚めた」者、つまり「時」の次元を生きる人であることを意味しています。

「覚者」というには至らなかったとしても、ある「目覚め」を経験した人にとって、それまでの生活は「夜」の眠りのなかにあったようなものになります。「変革体験」は、内なる「朝」の経験である、といえるかもしれません。

眠りから「目覚める」とそこには朝があります。しかし、私たちは「朝」を作ったのではありません。「朝」の到来を「待った」のです。そして、それに「気がついた」のです。「生きがい」とは、「朝」のようなものです。人間は、毎日その到来を経験しているのに、その真の意味をなかなか捉えられないのです。

誰の人生にも「夜」の時間があります。しかし、それは「朝」が失われた日々ではないのです。「朝」に気がつかない日々なのではないでしょうか。

そんなときでも私たちは「月」の光に慰められることがあります。しかし、月光もまた、形を変えた太陽の光であることを私たちは知っています。

「夜」の闇のなかで「月」を見るとき、私たちは「朝」以上に太陽の光と深い関係を持つことがあります。昔の言葉で月の光を、「月影」といいますが、法然[1]をはじめ、月影に永遠を詠った歌人が多いのも、そうした「変革体験」がそこに生じているからだと思います。

「変革体験」と使命感

長島愛生園に近藤宏一[2]という人物がいました。近藤宏一は、詩人でもあります。彼は、志樹逸馬と同じく、大江満雄とともに詩を学び、先にふれた『いのちの芽』にも参加し、

「小島浩二」という筆名で作品を寄せています。

『生きがいについて』の第九章「精神的な生きがい」で神谷は、近藤の言葉を複数回にわたって引用しながら、彼とその仲間たちが「生きがい」を発見する姿を描き出しています。

神谷を驚かせたのは、近藤がコトバを生きる姿です。哲学者の井筒俊彦は、言語を超えた意味の顕われを「コトバ」と表記しました。文学者にとって文字がコトバであるように、画家にとっては色と線、音楽家にとっては旋律がコトバになります。近藤は詩人であり、音楽家でした。文字と旋律という二つのコトバにおいて驚くべき経験をもっていたのです。

近藤はハンセン病の後遺症のため、目が見えず、指先の感覚が麻痺していました。目が見えない人は点字で文字を「読む」のですが、近藤の場合はそれもできません。彼は自分で本を読むのではなく、友が朗読してくれるのを聞く、という生活を続けていました。

ある日近藤は、友が読む『新約聖書』の一節に出会います。友人の声を聞くうちに、どうしても、自分でもその言葉を読んでみたいという制御できない衝動に駆られます。近藤は指の代わりに、感覚の残る唇と舌先で、点字の『新約聖書』を読み始めるのです。

> 私は聖書をどうしても自分で読みたいと思った。しかしハンセンで病んだ私の手は指先の感覚がなく、点字の細かい点を探り当てる事は到底無理な事であったから、知覚の残っている唇と、舌先で探り読むことを思いついた。（近藤宏一『闇を光に』）

唇と舌先で点字を読む「舌読」という方法は、群馬県の栗《くり》生《う》楽《らく》泉《せん》園《えん》[3]で暮らす人々――近藤はその人たちを「病友」と呼んでいます――が行っていると聞き及んでいました。

点字を舌で読むのは簡単なことではありません。点字の突起部分が唇に当たって血が出ることも少なくありません。近藤は、そうしたことを知りつつ、「病友」たちができるのだから、自分でもできるのではないかと思った、というのです。

彼が、舌読を始めた理由は、『新約聖書』を読むほかに、もう一つありました。それは舌で楽譜を読むことです。彼は長島愛生園でハーモニカバンド「青い鳥楽団」を結成していました。演奏だけでなく、指揮者を務めることもありました。楽団員のなかには目が見えない者もいました。近藤と同じく、指では点字を追えない者もいます。彼はそうした人のためにも楽譜を舌読し、それをどうにか仲間に伝えようとしたのです。

「舌読」を始めてしばらくしたとき、近藤が手にしている点字本を覗き込んだ同室の老人が、「これはどうした。まっ赤じゃないか」と声をかけてきます。点字本が血に染まっていたのです。このときのことを彼はこう記しています。

血であった。唇の皮膚はやぶれ、舌先は赤くただれているという。二、三日前から、その局部にいたみをかんじないわけではなかった。やはり私にはむりだったのか、と言い知れぬむなしさが心のすみからこみ上げてくる。しかしやめられない。あの十二名の仲間たち私の楽団、今やめたのでは悲しみと後悔とが生涯私の中に残るにちがいない。試練とはこうしたものだと私は自分をむちうつしかなかった。(同前)

「仲間」のために舌読をする。このとき彼は、自分でできると感じていた以上のちからを自分のなかに見出すのです。そして、人は自分だけのために生きるよりも、誰かとの「つながり」に生きるとき、その人の中にあるものが豊かに開花する。近藤の生涯は、そのことをじつに見事に証明してくれています。

次の「点字」という詩には、近藤が「舌読」をしなくてはならない必然性が、切実な言葉で謳《うた》い上げられています。

ここに僕らの言葉が秘められている
ここに僕らの世界が待っている
舌先と唇に残ったわずかな知覚
それは僕の唯一の眼だ
その眼に映しだされた陰影の何と冷たいことか

〔中略〕

読めるだろうか
読まねばならない
点字書を開き唇にそっとふれる姿をいつ
予想したであろうか……

ためらいとむさぼる心が渦をまき
体の中で激しい音を立てもだえる
点と点が結びついて線となり
線と線は面となり文字を浮かびだす

唇に血がにじみでる
舌先がしびれうずいてくる
試練とはこれか――
かなしみとはこれか――
だがためらいと感傷とは今こそ許されはしない
この文字、この言葉
この中に、はてしない可能性が大きく手を広げ
新しい僕らの明日を約束しているのだ
涙は
そこでこそぬぐわれるであろう（同前）

点字は、その小さく尖った姿から「星」と呼ばれることがあります。「紙面に浮かびでた一つの星は一番星に似ていると私は思う」（同前）、と近藤は書いています。ここでの「星」は、彼の人生の行き先を照らす内なる「星」でもあるのだと思います。

自分のためだけでなく「病友」のためにはたらくとき、本当の意味で「僕」の眼になり、同時に「僕ら」の眼になる。「わたし」の眼であると同時に「わたしたち」の眼になる。自己と無私が同時に実現するともいえる。言葉を誰かに伝えていかなければいけない、それを必要としている仲間がいる、そこに彼と彼の仲間を生かす「生きがい」が同時に生まれてくるのです。

近藤は詩の冒頭で「ここに僕らの言葉が秘められている／ここに僕らの世界が待っている」と書いていました。

近藤が表現しようとしたのは記号としての言語ではありません。その奥にある意味の世界です。さらにその奥には、祈りの層としかいえない次元がある。彼の言葉は、そうしたことを読む者に感じさせます。私は『新約聖書』を読むとき、自らの読む経験の不確かさを感じつつ、しばしば、こうした近藤の言葉と経験を想い出します。

近藤宏一がつないだもの

もし、神谷が近藤と出会わなければ、『生きがいについて』は生まれなかったかもしれない。あるいは、大きく姿を変えていたように思われます。近藤は、長島愛生園の人たちに受け容れられないと感じていた神谷と人々をつないでくれた人物でもあるのです。神谷は『人間をみつめて』で、長島愛生園を訪れたときのことをめぐって、次のように記しています。

いったい、どういう意味で調査にきたのか。この点をまず患者自治会の幹部の人に了解してもらう必要があった。純粋に医学的見地からであること、結果は患者さんたちの精神衛生に役立てば、と願うだけであること、一々調査の結果の報告を患者さんたちにすることなどを車座になった人たちに説明したのであった。みんながいろいろ危惧の念を持ったのはむりもないと思う。それにもかかわらず、いったん了承した上は、調査に快く協力していただいたことを、いつも感謝の念をもって思いおこす。

「みんながいろいろ危惧の念を持ったのはむりもないと思う」という穏やかな表現から

は、かえって、傍らに大きな労苦があったことが想像されます。この一文からは「患者さん」や現地の医療従事者も、外部からの来訪者である神谷にまだ心を開いていない様子が感じ取れます。

この文章がとても気にかかり、長島愛生園を訪問したとき私は、そこで長く暮らしている方に、当初、神谷とはどのような関係にあったのかを訊ねたことがあります。

まだ心療内科という言葉もなく、精神医療が今ほど一般的ではない時代でした。当時は多くの人が、「精神科」の診察を受けることに小さくない抵抗を感じ、なかなか神谷に心を開けなかった、と語ってくれた人がいました。話を聞かせてくれた人は近藤をよく知る人でもありました。

こうした壁を取り除くきっかけとなったのは、近藤が中心となって活動していた「青い鳥楽団」の練習を目にしたことだったのです。そのときの様子を神谷は、近藤の著書『ハーモニカの歌』に寄せた序文に次のように記しています。

　のぞいてみると「月の砂漠」のメロディが朗々とひびいている。奏者たちは、みなうしろ向きだったが、田中さんが言うには、あの人たちの多くは盲人で、手の不自由な人も少なくないとのこと。コンダクターの近藤宏一さんも眼が見えないらしいが、力づよく棒をふっている。ドラムの音とあいまって全員リズムをあわせ一心不乱にハーモニカを吹き、少ないほかの楽器をならしている人もいた。それにしても楽譜はどうしているのか。

おどろきの余り、私はじっと立ちつくした。曲の合間には明るい笑い声がきこえる。これ以来、私は心の中で「あおいとり」のシンパになった。(『近藤宏一『ハーモニカの歌』序にかえて」『こころの旅』)

「心の中で『あおいとり』のシンパになった」という表現は印象的です。「心の中で」という一言には、当時の彼女と近藤たちのあいだにはまだ、感動をそのままに語り合えるような関係がないこともうかがえます。しかし、いっぽうでこのことを契機に神谷と近藤たちとが、まさに氷が解けるようにつながっていった様子も感じとることができます。

人生の杖としての「変革体験」

近藤は仲間たちと「青い鳥楽団」の活動を続け、さまざまな場所で演奏するようになり、長島愛生園で深い信頼と敬愛を受ける人物になっていきます。「舌読」の挫折から立ち上がろうとするとき、近藤が経験したのはまさに日常のなかの「変革体験」でした。

それは大きな痛みを伴う経験でしたが、たしかな「生きがい」の発見へと続く旅の始まりでもあったのです。

そして、その影響は、彼自身に留まらず、仲間たち、さらには神谷美恵子を通じ、私たちにも波及するほどのちからを持つものへと変貌していきます。神谷は、「変革体験」とは結局、それまでの労苦から見れば、人生の「休憩所」であり、また、「人生の長い道」の始まりであると述べています。こうした言葉の背後にも近藤とその仲間たちの姿を感じることができます。

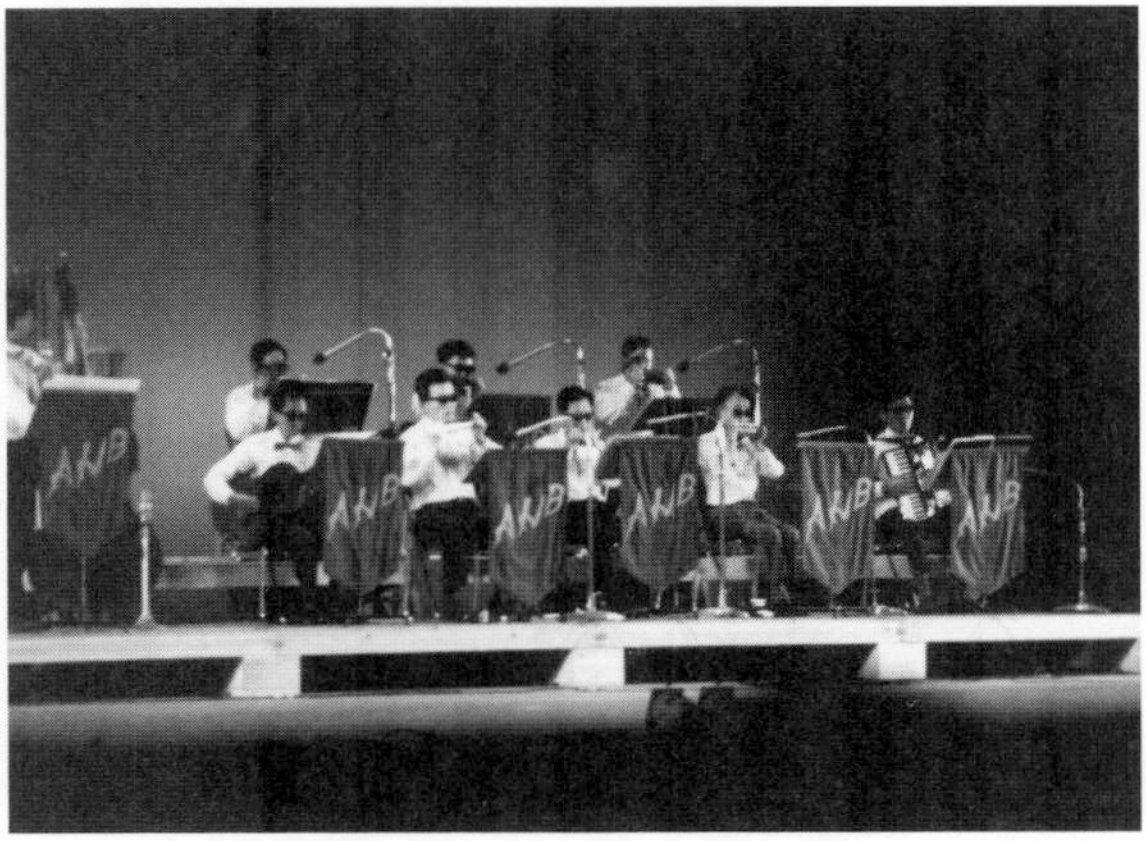

ハーモニカバンド「青い鳥楽団」の演奏風景。
前列右から四人目が近藤宏一氏

〔引用者註：マルティン・〕ブーバー[4]のいう通り、この「瞬間」は「人生の長い道の休憩所にすぎない」のであり、人間は矛盾と葛藤のなかに身をおき、苦しみながら光を求めて生きて行くべき存在なのであろう。その時、かの「瞬間」に垣間みることをゆるされた超越と永遠の世界は、うたがえない如実の体験としてつねにいきいきと意識の周辺にあり、行きなやみがちな現世の歩みを支えてくれるのである。（『生きがいについて』）

「いきいきと意識の周辺にあり」と述べられているように、変革体験は、単なる一時的な目覚めではなく、持続するものです。そして見えないところで、どんな時も自分を支えてくれる「人生の意味」の発見であり続けるのです。「変革体験」は、そのときだけの変化ではなく、決して消えることのない人生の守護者を発見するような出来事だと彼女は感じているのです。

内なる平和の体験としての「変革体験」

「変革体験」は、人それぞれの現われ方をします。むしろ、特定の体験はない、という方が精確なのだろうと思います。しかし、私たちは他者のそれぞれ異なる個的な経験のなかに、ある開かれた道を感じることがあります。神谷もこの本で、「変革体験」の多様性だけでなく、その普遍性を探究しています。

二十世紀イギリスを代表する哲学者のひとり、アルフレッド・ノース・ホワイトヘッド[5]は「変革体験」のことを「平和の体験」と呼びました。ここでいう「平和」は外的な意味ではありません。それは内なる平和を意味します。神谷は『生きがいについて』で「変革体験」の深部をめぐるホワイトヘッドの『思想の冒険』にある言葉を引いています。

> ここで平和と言っているのは単なる無感覚《アネステジア》の消極的な概念ではなく、魂の「生命と動き」の積極的な感情である。それはある深い形而上的な洞察によって感情がひろくされることを意味する。この洞察がどんなものであるかを言葉で言いあらわすことはできないが、それはもろもろの価値に対して重要な統合作用を持つ。（神谷美恵子訳）

真に「変革体験」と呼ぶべきものを経験しているとき、人はそこに、静かな平安を感じている。内なる「平和」を感じ、また、「深い形而上的な洞察」、すなわち、人間を超えたものをどこかで認識しながら、さまざまな感情の広がりも経験する。そして、その経験は、自己のなかにそれまで「つながり」をもたなかったさまざまな出来事に、ある豊かな秩序を生む、というのです。

こうした言葉は、ホワイトヘッドと神谷もまた、「変革体験」を経験していることを示しています。それはまさに、人生の次元が新しくなる出来事だといってよいと思います。神谷はさらにホワイトヘッドの言葉を引きます。

平和の体験によってひとは自己にかかずらうことをやめ、所有欲に悩まされることがなくなる。価値の転倒がおこり、もろもろの限界を超えた無限のものが把握される。注意の野がひろくなり、興味の範囲が拡大される。その結果の一つとして、人類そのものへの愛がうまれる。（神谷美恵子訳）

自己の深まりを経験する者は、必要以上の何かを求める欲望から解放される。そればかりか、「価値の転倒がおこり」、かつてはどうしても手にいれたいと願っていたものへの執着からも自由になる。そして「わたし」への愛から「わたしたち」、さらには「人類そのものへの愛」を感じるようになる。

ここで述べられていることは、第二章で見た、志樹逸馬に起こっていたことそのものの表現になっています。「変革体験」は、その人の中に眠っているある「ちから」を呼びさますこともある。そうしたことが、ホワイトヘッドの言葉に志樹の生涯を重ね合わせることによって明らかになってきます。

「霊性」の地平へ

変革体験とは、ある種の宗教的体験ではないのか、と思われるかもしれません。それが特定の宗派を意味しているのであれば、神谷が伝えようとしていたものとは異なります。それは、宗教的体験というよりも「霊性的」体験と呼ぶべきものかもしれません。「霊性」とは、人間が人間を超えたものに向き合うときの態度のことです。特定の宗教を信じていない人のなかにも豊かな霊性を宿している人は多くいます。

ただ、神谷美恵子は『生きがいについて』を書くことで宗教的地平から霊性的地平へと移行していったように思われます。『生きがいについて』という精神的な自伝を書くことを通じて、特定の宗教的信仰から、より大きく、開かれた場所へと出向いていくことになったのです。
先にもふれたように、若き日から神谷は無教会主義の信仰者でした。しかし、長島愛生園での経験が、その信仰に変化を生じさせ、神谷は独自の宗教観にたどり着きます。次の文章は神谷が、がんを患っていた当時の日記（一九五五年十一月十日）です。

この頃毎晩八時間以上もねているのに何となく疲れがぬけない。顔はやつれつやがない。おもいなしかやっぱりガンのMarasmus〔消耗〕の初めかな、と思う。きょうも一日その思いとともに過した。それならそれで方針を、心の方針をたてるつもりだ。（ただ一日も早く知りたい。）残る生命をいとおしみ、大切に生きること。夫と子供とそして自分に対して、なし得る事をなしとげて死ぬこと。やっぱり宗教が信仰がよりどころであろう。しかしそれは自分の心の底の真実なるものでありたい。他人や他人の集団にコンフォームしよう〔したがおう〕とするものであってはならない。（『日記・書簡集』）

当時、彼女は、夫と子どもという小さな家庭をもち、それをとても大事にしていました。そこで思わぬ大病であると告げられたのです。「なし得る事をなしとげて死ぬこと」という表現は、彼女の切迫したおもいの表現であり、このあとに着手された『生きがいについて』が、思想的遺言として書かれていたことがうかがわれます。

ここで注目したいのは「やっぱり宗教が信仰がよりどころであろう」という言葉です。何気ない言葉ですが、この時点で神谷は、自分の中に信仰があったことをはっきり自覚しています。しかもその信仰は、「他人や他人の集団に」属するものではない、世に言う信仰とは少し異なるものであるというのです。それは内村鑑三の無教会の霊性にほかなりません。

二人の師

神谷には、師事した人物が二人いました。一人は内村祐之《ゆうし》です。彼は内村鑑三の長男であり、東京大学医学部精神科の医師で、神谷の医学の師匠でした。もう一人は、先にふれた、内村鑑三の高弟で哲学者の三谷隆正[6]です。三谷をめぐって神谷はこう書き記しています。

〔引用者註：三谷隆正〕先生をこの世で出会ったほとんど唯一の師と思っている。それほど先生に負うところが大きい。それはただ思想上のことだけでなく、私の生涯の危機の一つを、先生はきびしい批判とともに、稀にみる寛容な思いやりをもって支え、乗りこえさせて下さった。(「三谷先生との出あい」『三谷隆正』)

「ほとんど唯一の師」というほど、三谷との出会いは彼女にとって決定的なものでした。三谷は、生涯、旧制高校の教師をつとめました。彼は何度も大学の教員になるようにと誘われますが、研究者になるよりも、大人になって行こうとする若者に、最後まで寄り添おうとしたのです。

人生でただ一人の師と仰いだ三谷、神谷を初めてハンセン病の国立療養所に連れて行った叔父の金澤常雄、第三章で紹介した藤井武は、いずれも内村鑑三の弟子です。これまで神谷の研究ではあまりふれられてきませんでしたが、彼女が内村鑑三の精神を強く継承していることは、神谷の言葉を読み解く上で重要な点だと思います。

内村鑑三が牽引した無教会運動とは、教会を否定するものではありません。彼の後継者のなかには教会との対立を鮮明にする者もいましたが、少なくとも内村自身にそうした思想はありません。ただ、彼は神と人間との関係は、教会を媒介にすることなくつながるものであると考えたのです。

一人一人の人間が、それぞれの道で神とつながる。内村は、その道を照らすのはイエスであるといいます。内村はキリスト者ですが、彼の『代表的日本人』にも見ることができるように、儒教、仏教などの他の宗教、霊性にも敬意を持つ人でした。教会という共同体に依らない信仰と生涯、そして他の霊性への畏敬、さらに死者とのつながりのなかで生きること、これらの態度はそのまま神谷美恵子にも流れ込んでいます。

神谷のなかにこうした霊性が準備されていたのは、父前田多門[7]とその師新渡戸《にとべ》稲造[8]からの影響でした。若き日、前田多門は内村と新渡戸の双方に学びました。また、前田が国際労働機関（ＩＬＯ）の日本政府代表としてジュネーヴにあるとき、国際連盟事務次長だった新渡戸も同地にいました。このとき神谷美恵子はまだ九歳ですが、新渡戸とはまるで親族のように親しく交わることになります。新渡戸もまた、敬虔なクェーカーのキリスト者でした。

神谷美恵子の哲学を考えるとき、彼らから継承した「信じる」という営みを無視することはできません。先に引いた「三谷先生との出あい」には次のような言葉もあります。

それはその頃の私が、環境や境遇のせいもあって、固くるしく形式にとらわれた無教会主義を奉じ、しかもこの世に生きている意味が少しもわからない、という状態にあったこととも関係があるのであろう。

「無教会主義を奉じ」という言葉は、率直な、そして明瞭な信仰の表現です。しかし、この一節は同時に、いつからかそこに収まらない何かを感じ始めていたことも伝えています。あるときから、彼女のキリスト教への信仰は、宗派的宗教を超えたものへと変わっていくのです。

『生きがいについて』の執筆に至る道程は、「信じる」という営みにおいても大きな変革を迫るものとなっていきました。それは彼女が意図していたものというより、自ずとそうなっていったもののだったように思われます。彼女は現代でいう「宗教」が生まれる以前のものにふれる必要があるのではないかと問いかけるのです。

「精神の世界のなかで宗教的なものの占める位置が大きいことは今さらいうまでもないことであろう」と断りつつも、神谷はその壁を越えていこうとします。

宗教というものを、既成宗教や宗派の枠にとらわれずに、教義や礼拝形式などの形をとる以前のもの、またはそれらを通してみられるもの、つまり、目にみえぬ人間の心のありかたにまで還元して考えるならば、それは認識、美、愛など、精神の世界のあらゆる領域に浸透しているように思われる。

「目にみえぬ人間の心のありかた」を問題にするなら、真に「宗教」と呼ぶべきものは、教義や儀礼にではなく、世界を深く感じようとする認識、そして、美、愛の営みのなかにも、生きた形で存在しているのではないか、と神谷は読者に問いかけます。さらに、彼女はもう一歩考えを深め、「宗教の世界というものを、認識や美の世界と同列にならべるのは正しくないと思えてくる」と述べ、こう続けます。

むしろ、人間の精神全体が宗教の世界につつまれているか、少なくとも接しているというべきではなかろうか。ただ多くのひとがそれに気づかないでいるにすぎないのだと思われる。

宗教と美、宗教と愛があるのではなく、美も愛も認識もすべて宗教に包まれる、というのです。ここで神谷が考えている「宗教」は、すでに宗派的宗教ではなく、霊性そのものとしての名無き、そして高次な意味での「宗教」です。

精神化された宗教・内面的な宗教

次に引く文章は、先に見た『人間をみつめて』の一節です。神谷が考える「宗教」の姿が、ここにも表現されています。

パステルナーク[9]が「宇宙の愛を自分にひきつけ」と歌ったとき、彼は愛の源泉《みなもと》を自覚し、既成宗教の枠を越えた、宇宙的宗教心を歌ったのだと思う。あえて宗教のかたちをとる必要はない。私はただそういう普遍的な心のありかた、人間にふさわしい人生観を探求したい。

このときの神谷にとって「宗教」とは「普遍的な心のありかた、人間にふさわしい人生観」だと考えられています。現代には「あえて宗教のかたちをとる」ことをしない何かが、求められているというのです。『生きがいについて』で神谷は、そうした霊性を「精神化された宗教」という言葉で表現しています。

　そのような精神化された宗教、内面的な宗教は必ずしも既成宗教の形態と必然的な関係はなく、むしろ宗教という形をとる以前の心のありかたを意味するのではないかと思われる。結局、宗教的な世界というものは表現困難なもので、一定の教義や社会的慣用の形では到底あらわせぬもの、固定されえぬ生きたものであるからである。

自分が感じている「宗教」は、言語や儀式のなかに固定されるものではなく、「生きたもの」であるという。こうした表現の基盤に無教会の伝統があるのは明らかです。

霊性を昔の人は「道」という言葉で表現してきたのだと思います。特定の宗教ではなく、「道」を求める。あるいは、ある信仰を持ちつつも、それを超えて「道」を求める。そうした人々に彼女は、長島愛生園をはじめさまざまなところで出会ってきました。先の言葉に神谷はこう言葉を継いでいます。

しかし、ひとの生きかたを少し注意深く観察してみれば、一般の人びととはべつの世界、次元のちがった世界に足場をもち、べつの価値体系を持ち、べつの生存目標をもって生きているひとが、あちこちにたしかにみいだされるのである。そういうひとは仏教やキリスト教の枠のなかにも、またその外にもみいだされる。

真の「宗教」は、「あちこちにたしかにみいだされる」というのが、いつからか神谷の実感となっていきます。「宗教」を生きている人は、教会や神社や仏閣にだけいるのではなく、「あちこちに」生きているというのでしょう。

「あちこちに」いる、という表現は、『生きがいについて』の冒頭にあった、「生きがい」を見失った人をめぐる「世のなかには、毎朝目がさめるとその目ざめるということがおそろしくてたまらないひとがあちこちにいる」という一節を思い起こさせます。「生きがい」を見失った人は多い。しかし、それを再び見出した人もまた、少なくない、というのが神谷の実感だったのでしょう。

次の一節は、宗教から霊性へという次元の転換をめぐる彼女の考えをより直接的に表現しています。

もし宗教的信仰というものが、ひとの生を真に内面から支えうるものならば、それは、そのひとが宗教集団に属する属さないにかかわりなく、どんなところにひとりころがされていても、そのひとのよりどころとなりうるはずであろう。

彼女は、けっして既存の宗教を軽んじているのではありません。ただ、現代はそれに収まらない問題で埋め尽くされている、というのです。神谷は「信じる」ことのちからを疑いません。しかし、それが真に大いなるものに向かわず、神を代弁する人間や組織に向かうのを好ましく感じていないだけなのです。

「どんなところにひとりころがされていても」という言葉から、彼女自身が愛する人を喪い、自らも大病やさまざまな挫折を経験しながら、人生の荒野を生きてきた様子が浮かび上がってきます。『生きがいについて』の執筆に向き合うころの彼女は、かつて強く信じていた無教会主義の輪からも「ひとりころがされて」出てしまったと感じていたのかもしれません。

次に引くのは、神谷が長島愛生園で行った調査において、キリスト教信仰を生きた人が「調査用紙に記したことば」です。ここには伝統的な宗教のはたらきがじつに力強く表現されています。

（らいとの）診断をうけた直後、私は世に存在する価値のない者と思った。自殺を真剣に考えている中に、回心を経験し、自分の生が神に向けられた生となるところに真の価値があることを知って入信した。……その後信仰は生を根底から支えるものと信じているし、また支えられて来た。……病気にならず信仰を得なかった生と現在の生とどちらを選ぶかと問われれば、現在の生をと答え得よう。……（病気になる前とくらべて私の気持は）今がみじめだと思っていない。むしろより人生を肯定しうるし、いろいろなことに意欲を持って来たと思っている。これから先どうなるかわからないとしか言えないが、ただ、今、ここを肯定しつつ生きたいと思う。前向きに。将来も今の生き方を真剣に、しかもユーモアをもって続けて行きたい。

「病気にならず信仰を得なかった生と現在の生とどちらを選ぶかと問われれば、現在の生をと答え得よう」との一節を読むと、生きるということの貴さに心が震えるおもいがします。自分は病気になって初めて「生を根底から支えるもの」に出会った。もし、この病を生きることがなければ、今もいのちは乾いたままだったかもしれない、というのです。

先の一節に、次に引く神谷の言葉を折り重ねてみるとき、そこに彼女が考えていた「宗教」のはたらきが鮮明に浮かびあがってくるように思われます。

現実の問題は解決しなくとも、それにたちむかう新しい力が湧きあがってくる。現実の世界は苦悩にみちみちていても、それはもっと大きな世界の一部にすぎず、そこに身をおいて眺めれば、現世でたどる人生のもろもろのいきさつは、影のようにみえてくる、重要なのは、今自分のうちにあり、自分をとりまくこの大きな力のなかで生きていることなのだ、その力が宇宙万物を支えているのだ——。

「変革体験」の内実は、この一節に集約されるのかもしれません。現実の困難は変わらない。しかし、それを生き抜くちからが芽生える。そのちからの源泉は、自己の深みにあることを知る。「生きがい」とは、このようにして「自分をとりまくこの大きな力のなか」

に自己を発見していく道程に見出されていくものだというのです。

変革体験とは、いかに生きるべきかの発見である以前に、いかに生かされているかの発見だということもできます。神谷は『生きがいについて』で、他力をめぐる三谷隆正の言葉を引きながら、「いかに生きるか」と、「いかに生かされているか」との差異を論じます。

いかに生きるかではなく、いかに生かされているか

このような体験においては、もはや自分が生きているのではない。他者に生かされているのだと感じる一方で、そのような他律的な生きかたこそ真の自己としての道であると感じるひとが多い。これは多くの信仰者にみられる心のありかたであるが、サルトルのような無神論者にもこの辺の消息は明らかに体験されていたと思われる。

ここで神谷が、真の「宗教」的経験は、無神論者にも起こると書いていることには注目してよいと思います。本当の意味で「宗教」と呼ぶべきものは、信仰者だけでなく、それ

を容易に認めない者も包含していなければならない。その道は、誰にでも開かれていなくてはならないと神谷は考えているのです。

また、「他律的な生きかたこそ真の自己としての道であると感じる」と述べているように、「生かされている」ときにこそ、真の自己がその姿を顕わにする、と神谷は感じています。

「生きがい」は、懸命に探し求めるという自力の営みからだけでなく、生かされている自分の発見から見出される。神谷は「私はいかにして生きるか」から「私はいかに生かされているか」への次元の転換が起こるとき、「生きがい」はそこに静かに姿を現わすというのです。

私たちが「生かされている」と感じるのは、神仏のような超越的存在のちからによってだけではありません。そうしたはたらきは、仲間や隣人からも、自分がまったく気づかないところからも注がれています。

「生かされている」ことを発見していく日常にこそ「生きがい」への道が眠っている。それがさまざまな試練を生き抜いた人の姿に神谷美恵子が目撃した現実だったのです。

【語註】

【1】法然（一一三三〜一二一二）
平安末・鎌倉前期の僧。「南無阿弥陀仏」を唱えれば、誰もが平等に極楽浄土に往生できると説いて浄土宗を開いた。「月影の いたらぬ里は なけれども ながむる人の 心にぞすむ」は、阿弥陀仏の慈悲を平等にくまなく降り注ぐ月の光にたとえて詠んだ歌。

【2】近藤宏一（一九二六〜二〇〇九）
十一歳で長島愛生園に入園。戦後、赤痢病棟の介護に従事してみずからも赤痢を罹患し、ハンセン病が悪化。失明と四肢障害を負う。ハーモニカバンド「青い鳥楽団」を結成。詩の発表も行う。晩年までハンセン病問題の啓発に尽くし、ウェルズリー・ベイリー賞受賞。著書に『ハーモニカの歌』『闇を光に』がある。

【3】栗生楽泉園
一九三二年、長島愛生園に次ぐ二番目のハンセン病の国立療養所として群馬県草津町に発足。四四年には入所者数が千三百人を超えた。草津温泉には江戸時代からハンセン病患者が湯治のために訪れており、キリスト教宣教師コンウォール・リーによる救済活動が行われていた。

【4】マルティン・ブーバー（一八七八〜一九六五）
オーストリア生まれのユダヤ人哲学者。人間存在を我と汝の対話的関係と捉え、ユダヤ・アラブ両民族の共存に努めた。著書に『我と汝』など。

【5】アルフレッド・ノース・ホワイトヘッド（一八六一〜一九四七）
イギリスの数学者・哲学者。バートランド・ラッセルとともに記号論理学を確立し『プリンキピア・マテマティカ（数学原理）』を著す。その後「有機体の哲学」と呼ばれる形而上学を展開し、世界の宇宙論的考察を試みた。

[6] 三谷隆正（一八八九〜一九四四）
教育者・法哲学者。内村鑑三に師事して無教会主義のキリスト教信者となる。第六高等学校、第一高等学校などにおいて法制とドイツ語を教えた。著書に『信仰の論理』『幸福論』など。

[7] 前田多門（一八八四〜一九六二）
東京帝国大学卒業後、内務省入省。主に外国との折衝を行い、ジュネーヴ、フランスに赴任した。朝日新聞論説委員、日本文化会館館長、新潟県知事などを経て、戦後初の文部大臣に就任。美恵子は十代後半から父の仕事の翻訳や通訳を手伝い、その影響を大きく受けた。

[8] 新渡戸稲造（一八六二〜一九三三）
教育家・農政学者。札幌農学校在学時に内村鑑三らとキリスト教に入信。アメリカ、ドイツに留学後、京都帝国大学、東京大学の教授を経て東京女子大学初代学長となる。「太平洋の橋たらん」の信念のもとに国際連盟事務次長を務め、世界平和を唱えた。著書に『武士道』『修養』など。

[9] ボリス・パステルナーク（一八九〇〜一九六〇）
ソ連の詩人・小説家。革命期の詩人の悲劇を描いた唯一の長編小説『ドクトル・ジバゴ』が文学統制により発禁となる。のちに海外で出版され、ノーベル文学賞の授与が決定されたが政治的圧力によって辞退。不遇の晩年を送った。

第五章　生きがいをつなぐ

「生きがい」を照らす光

ここまで一度ならず書いてきましたが、「失われた」のか、それとも「見失われた」のか、この違いは「生きがい」とは何かを考えるとき、決定的に重要な問題になってきます。もしも、失われたのであれば、私たちはそれをもう一度手に入れなくてはなりません。しかし、見失われたのであれば、眼を凝らしてよく探さねばならない。進む路が異なるのです。

『生きがいについて』で神谷が語ろうとしたのは、「生きがい」作成の方法ではなく、「生きがい」発見の道程なのです。「生きがい」は「作る」ものではなく、「発見」するものである、というのが神谷美恵子の確信だったように思います。神谷は最初からそう感じていたわけではありません。『生きがいについて』を書くことで、そう考えるようになっていったのです。

一見すると「作る」ように見えるものも「発見」である場合があります。たとえば、私が今、こうして文章を書いていることもそうです。この文章は何もないところから「作って」いるのではなく、これまでの自分の経験、そして神谷美恵子などの先人の経験のなかに内包されているものを、「書く」ことによって「発見」しようとしているのです。

それは小説や詩といった、世に創作と呼ばれるものでも変わりません。その書き手に内包されているものが「書く」という行為によって「発見」されていくのです。『生きがいについて』を書くという営みも、彼女にさまざまな「発見」をもたらしました。この本の終わり近くにはそのことが、端的な、同時に、力強い言葉で記されています。

これらの病めるひとたちの問題は人間みんなの問題なのである。であるから私たちは、このひとたちひとりひとりとともに、たえずあらたに光を求めつづけるのみである。（『生きがいについて』）

あるとき人は、自分の苦しみ、悲しみを自分だけの問題として考える。しかし、神谷が出会ってきた病を抱えた人のなかには、個の宿命を開かれた問いへと普遍化していった人たちが幾人もいたのです。その「光」を求める姿は、何かを語るよりも雄弁だというのでしょう。

この一節にはすでに「生きがい」という言葉もなく、「光」という言葉によって、照らし出されるであろう何ものかが暗示されています。

誰の人生にも「生きがい」は眠っています。しかし、それを実感できないことは少なくありません。あるいは、それが「生きがいの種子」のままである、ということもしばしば起こり得ます。

ある意味で「生きる」とは、内なる世界にある「生きがいの種子」を光と水で育てていくことなのかもしれません。ここでの「光」とは、神谷が書いているように大いなるものや他者とのつながりからもたらされるものであり、「水」は、その人の胸を流れる見えない涙なのです。

次に引く一節は、『生きがいについて』では、「或る日本女性の手記である」として紹介されていますが、おそらく神谷自身の経験だと思われます。後年、自伝『遍歴』で、あるとき「『光』体験によって心の泥沼から救い出されたことを思い浮かべていた」と記述していることから、そのように推測できます。このときの経験を彼女は、『パンセ』の著者で、やはり「光」の経験を生きた哲学者のパスカル[1]に比しながら、次のように記しています。

何日も何日も悲しみと絶望にうちひしがれ、前途はどこまで行っても真暗な袋小路としかみえず、発狂か自殺か、この二つしか私の行きつく道はないと思いつづけていたときでした。突然、ひとりうなだれている私の視野を、ななめ右上からさっといなずまのようなまぶしい光が横切りました。と同時に私の心は、根底から烈しいよろこびにつきあげられ、自分でもふしぎな凱歌のことばを口走っているのでした。「いったい何が、だれが、私にこんなことを言わせるのだろう」という疑問が、すぐそのあとから頭に浮かびました。それほどこの出来事は自分にも唐突で、わけのわからないことでした。ただたしかなのは、その時はじめて私は長かった悩みの泥沼の中から、しゃんと頭をあげる力と希望を得たのでした。それが次第に新しい生へと立ち直って行く出発点となったのでした。

「いなずまのようなまぶしい光が横切」ったというのは、とても鮮烈な表現です。彼女は「視野」を横切ったと書いていますが、その内実はむしろ内面で起こっていることを、読者の私たちはこの一文のもつ力から感じることができます。なぜなら、この出来事を考えるときにもっとも重要なのは、そのあとにやってきた「烈しいよろこびにつきあげられ」た、という歓喜の経験だからです。彼女は何の前ぶれもなく、自分の生きる意味がすべて肯定されたと感じるのです。

また、「自分でもふしぎな凱歌のことば」というのは、おそらく「私は生きている！」といった類《たぐい》のことばで、それを思わず叫ばずにはいられないような出来事なのでしょう。表面的に読むと、なかなか理解しがたい体験、あるいは思いこみや錯覚のような雰囲気を感じてしまいます。しかし、神谷は精神科医です。もし、これが一時的な錯覚に類するものであれば、彼女はそれをあえて言葉にはしなかったと思います。

彼女のなかには優れた合理的精神をもった科学者と、大いなるものの前で自己を探究する求道者が共存しています。

先の一節をめぐって神谷がパスカルを引き合いに出しているのは、この哲学者が稀代の数学者でありながら、同時に苛烈な求道者でもあったからであると思います。パスカルは『パンセ』で、人間にはどこまでも科学的である「幾何学の精神」と人間の心や超越者の存在を感じ取る「繊細の精神」がともになくてはならないと書いています。神谷はまさにこの二つを探究した人物でした。そして彼女は、他人には容易に受け容れられがたいであろう経験を経て、生の確かな手ごたえへと深め、真の使命を発見していくのです。

生かされていることへの責任感

第四章でもふれたように、彼女は使命感を「生かされていることへの責任感」という言葉でも語っていました。先の烈しいともいえる歓喜は、自分は「生かされている」ということの発見だったと神谷はいうのです。

> 変革体験はただ歓喜と肯定意識への陶酔を意味しているのではなく、多かれ少なかれ使命感を伴っている。つまり生かされていることへの責任感である。小さな自己、みにくい自己にすぎなくとも、その自己の生が何か大きなものに、天に、神に、宇宙に、人生に必要とされているのだ、それに対して忠実に生きぬく責任があるのだという責任感である。

生きたいように生き、何かを達成する喜びとは違う、「生かされている」ことを全身で感じる歓びは、「生きがい」の発見につながる。どう生きるかではなく、どう生かされているかという視座からこそ、「生きがい」は、はっきりと感じられる。

同時に、「神に、宇宙に、人生に必要とされている」とあるようにそれは、人間を超えた大いなるものが自分を必要としているという感覚でもある、というのです。

これまでも、誰かに必要とされることが「生きがい」の原点である、という神谷の考察を見てきました。誰からも必要とされていないと感じているとしても、超越者は必要としている。それは自分だけでなく、すべての人においてそうなのだ、というのが神谷美恵子の発見だったのです。

「生きがい」を生む

先に見たような「変革体験」は、それを経て超越者に必要とされるようになった、ということを示しているのではありません。自分が気がつかないときも、ずっと大いなるものは自分を必要としてくれていた。しかし、そのことを十分に認識できていなかった。神谷はまさにそのことを「発見」したのです。

『生きがいについて』では「創造」という言葉が幾度も用いられます。「創造」は「発見」とは異なることのように思われるかもしれません。しかし、神谷にとってそれは、「発見」を創造的に行うことにほかなりません。それは「生む」という言葉も同様です。彼女はイギリスの哲学者ウォーコップの言葉を引きながら、次のように述べています。

ウォーコップにいわせると、人間の活動のなかで、真のよろこびをもたらすものは目的、効用、必要、理由などと関係のない「それ自らのための活動」であるという。たしかに何か利益や効果を目標とした活動よりも、ただ「やりたいからやる」ことのほうがいきいきしたよろこびを生む。

真に「よろこびを生む」ものは、いわゆる実利とは関係がないもの、誰かに強制されたのでもないもの、内的な促しによって行うものだというのです。「生む」ことが創造的であることを否む人はいないと思います。ただ、それは何もないところから何かを作り出すということよりも、その人の人生に種子のような姿をして存在していたものを開花させる、という意味で用いられています。

何か意味あるものを「生もう」とするとき、私たちが見つめてみなくてはならないのは、外部の何かではなく、これまで見てきたように、自らの内面にあって、自分が見過ごしてきたものなのです。

また、「生む」という営みにふれ、これまでも幾度か見てきた哲学者の柳宗悦の盟友で陶芸家の濱田庄司が、とても印象的な言葉を残しています。彼は作品は「作る」のではなく、「生む」ようでありたい、というのです。

今の願いは私の仕事が、作ったものというより、少しでも多く生れたものと呼べるようなものになってほしいと思う。（「一瞬プラス六十年」『無盡蔵』）

濱田が「生む」というのは、人間を超えた何ものかのはたらきに助けられながら仕事をする、ということです。作品が自らの作意の表現ではなく、これまで見てきた言葉でいえば、自然の顕われのようなものであれと願わずにはいられない、というのです。ここにあるのも「生きがい」をめぐる神谷の実感と強く呼応するものだったように思われます。「生まれて」きたものには、天与の力強さがある、ということでもあるのです。

成功と「生きがい」

『生きがいについて』の刊行以来、「生きがい」をめぐる、さまざまな言説が世に送り出されました。それは今も続いています。そのなかには、いわゆる社会的成功を「生きがい」と同義に語る言説もあります。しかし、それらは神谷が考えている「生きがい」と質を大きく異にするものです。

彼女にとっての「生きがい」は、世の中で成功することではなく、たとえ、他人《ひと》の目には映らなくても、本人のなかで深く実感されるものでした。むしろ、どんなに多くの社会的評価を得ても、そこに真実味がなければ、「生きがい」にはなり得ないのです。

世に成功者と呼ばれる人たちのなかには、地位も財産も手にいれながら、どこかに虚しさを感じている人もいます。ある宗教者から、富豪と呼ばれる人で幸福を実感している人は稀《まれ》だ、という話を聞いたことがあります。ある心理療法家とも、多くの財産を持っていても、「はたらく」ことの意味を見失った者が宿す虚無はじつに深いものであるという話をしたことがあります。

地位や財産は、言葉や数字で表現されます。それらは高い、多いなどの序列もあれば、社会的な権力とも結びつきやすいものです。しかし、「生きがい」は違います。「生きがい」は、社会から与えられるものではなく、しばしば、「心の底から湧きあがる」もののように感じられる、と神谷は語ります。

『生きがいについて』のなかで、「生きがい」はほかのさまざまな言葉でも表現されます。

「新しい生存目標」もその一つです。「新しい生存目標の発見は、急激に、一挙にして行われることもあれば、長い、苦しい暗中模索を経て成ることもあろう」と書いた後、彼女はこう続けています。

いずれにしても、その新しい目標が彼に生きがい感をもたらすためには、それが彼自身の内部にある、本質的なものの線に沿ったものでなくてはならない。もしそうでさえあるならば、彼は心の底から湧きあがるよろこびにみたされ、荒涼とした心の世界には、ふたたび生気がよみがえるにちがいない。新しい道にどんな困難が伴おうとも、これ以外に自分の生きる道はないのだとわかったひとは、思い切って高いところからとびおりるような気持でそれをえらびとるほかはない。

「新しい生存目標」すなわち「生きがい」の発見は、ある日突然もたらされることもあれば、鉱脈までの長い道のりを進まねばならないこともある。そして、その道行きは、どんなに困難であったとしても、ほかの誰でもない、自分の道でなくてはならない。それはどこかで買えるものでもなく、誰かに教えてもらえるものでもない。さらにその道を選び取るときに人は、わが身を賭すような決意を求められることもある、というのです。

こう書くととても厳しいことのように思えてくるかもしれませんが、神谷の本意は厳しさを示すことにあるのではありません。「生きがい」を手軽に入手できるものに置き換えてはならないと警告を発しているのです。なぜなら、すぐ手に入るものは最後には自分を見失うところに人を導くからです。自分の人生の意味を、他者が差し出す「定規」で測るようなことをしてはならない。むしろ、測り得ないものを探さねばならないと私たちに促しているのです。

ここで述べられていることを神谷は、長島愛生園をはじめとしたさまざまな場所で出会った人たちが体現していた姿に目撃したのだろうと思います。しかし、それだけでなく、真の意味で自分に合った「生きがい」を、わが身を賭すようにして探さなくてはなら

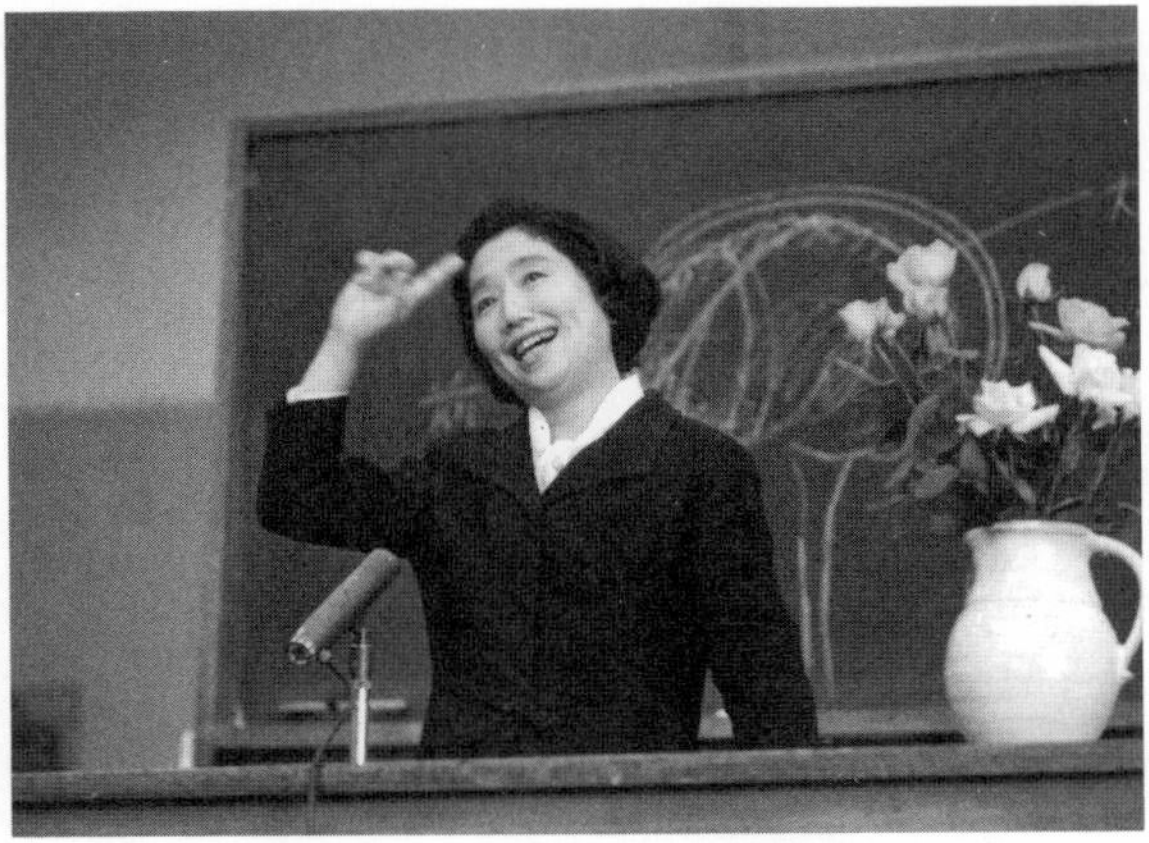

講義をする神谷美恵子（一九六八年）

なかったのは、彼女自身でもあったのです。

『生きがいについて』という本は、今日では現代を代表する思想書のひとつとして知られる著作ですが、彼女にはこの本を書き上げられる確信などありませんでした。学問的にもまったく新しい領域に挑戦した彼女に、先行者がつけた道標はなかった。また、身体的にも彼女は大きな苦難を抱えていました。まさにわが身をそこに賭けるようにして言葉をつむいでいったのだと思います。

人生に何かを賭けている、ということが分かるのは、人生に何かを賭けている人だけだといえるのかもしれません。神谷は、他者の目からは隠れた場所で、何かを賭けた人だったからこそ、同様の人生を生きた人の真摯な生のありようを見過ごすことがなかったのです。

ここでいう「賭ける」とはがむしゃらに何かを行うことではありません。むしろ、それとは反対のことです。その先に何があるか分からないからこそ、より丁寧に生きることを意味します。真に自分の人生を賭けている人は、慎重に、そして着実に自分の人生の道を歩きます。それがどれほど大きな人生の果実をもたらすかは、これまで見てきた人たちの生涯がそれを証ししているように思われます。

人生という旅

先に引いた一節にも「新しい道」、「自分の生きる道」という表現があったように「生きがい」を発見していく道程は、まさに人生の旅です。人生という旅に決まった旅程はありません。決まった速度もないのです。ただ、その旅路は、真の意味でその人に合った、その人の足取りで行われなければなりません。

人生の旅という言葉で想い出された経験があります。島根県の宍道湖は夕陽を眺めるのによい場所として知られています。あるとき私は、そこで一時間ほど夕焼けを眺めていたことがあります。

たしかに夕陽が照らし出す光景はじつに美しく、そのときの感動は今も胸に残っています。しかし、それ以上に忘れがたいのは、夕陽になっていくまでの時間なのです。目で見た夕陽だけでなく、夕陽を待つ間に心で感じ、経験したこともまた、私にとっては大きな意味がありました。

もちろん、そうしたことも夕陽を見ようと思わなければ起こらなかったことです。しかし、このときもたらされた、もっとも大きな出来事は、夕陽を見たことではなく、夕陽を待つ間に湧き上がってきた、さまざまな「目覚め」だったのです。「生きる」とは、人生の夕陽にむかって歩みを進めて行くことなのではないでしょうか。

一九六二（昭和三十七）年一月四日、『生きがいについて』を書いていた神谷も夕陽をめぐって次のような言葉を残しています。

夕方Nと二人で海まで歩いて行った。火の玉のような夕陽が海におちたあと、波はいつまでも赤く照りはえてゆれていた。論集用の原稿にやっととりかかる。

このときの神谷と同じ場所で、私たちが夕陽を見ても、同じ「目覚め」が起きるとは限りません。重要なのは夕陽を見た、というそのときのことではなく、それまでの神谷の人生の意味が、このときの夕陽によって照らし出されたことにあるのです。夕陽は、私たちの目に美しい光景を届けてくれるだけでなく、それまで気がつかなかった内なる富を浮かび上がらせるのです。

生きがいはどこに「存在」するのか

誰の人生にも「生きがい」は存在する。神谷美恵子はそれを疑いません。しかし、それをどこで、いつ見出すのかは千差万別です。漢字学者の白川静が「存在」という言葉をめぐって興味深い言葉を残しています。「存」とは、時間的に「ある」こと、「在」は空間的に「ある」ことだというのです。

ものはみな時間と空間とにおいてある。その時間においてあるものを存といい、空間においてあるものを在という。（『漢字百話』）

ここでいわれている「もの」は、いわゆる物体のことではありません。しいていえば幸福や悲しみなども含む物事と事象を総合した「もの」です。そのことは「もの」は時間において「存《あ》る」、ということが示しています。白川が考えている「もの」は「生きがい」のような目に見えない何かを含む表現です。

時間と空間、あるいはそのあわいに存在する。まさに「生きがい」とはそうしたものです。「生きがい」発見の旅は、時間・空間、さらにはそれぞれの奥行きに向かって行われる。しかし、「生きがい」をめぐる旅は、しばしば空間的にのみ、行われがちです。人は、目に見えないものを認識しようとする前に目に見えるもの、何らかのかたちで客観的に確かめ得るものをつかみ取ろうとするのです。

真に「生きがい」を探すのであれば、私たちはそれを、これまで生きてきた人生という「時間」の旅のなかに探さなくてはならないこともあるのではないでしょうか。『生きがいについて』の「おわりに」で神谷は、自らの生涯を振り返るように次のような一節を書き残しています。

> らいの存在をはじめて知ったのは、津田英学塾二年生のときであった。キリスト教の伝道者であった叔父にさそわれて東京都の多磨全生園をおとずれ、この病気の患者さんたちに初めて接して大きなショックをうけた。私もできれば看護婦か医師になってこのひとたちのために働きたい、という思いが心に芽ばえたのもこの時である。しかし、周囲の大反対と自らの病気のため、この願いはなかなか実現されなかった。後年、コロンビア大学大学院古典文学科在学中に、ふとしたことから亡父の思いがけない理解と支持をえて、突然文科から医科への転向がゆるされた。その後さらにさまざ

まの紆余曲折《うよきょくせつ》を経て右の初志がついにある程度まで実現されたのはふしぎというほかはない。

この一節に神谷美恵子の生涯が凝縮されているといってよいほどの文章ですが、それは試練と目覚めの繰り返しだったことが分かります。そして、思いもよらなかったところで「なかなか実現されなかった」願いが、「紆余曲折を経て」、「ついにある程度まで実現される」。それが人生の「ふしぎ」だというのです。

困難を前にしてもなお、人生の道を歩くことを止めない、そうしたちからはどこから出てくるのか。神谷はそれこそが「生命の力」であると述べています。次の文中にあるブラウニングという人物は、十九世紀イギリスを代表する詩人です。

しかしもし、ブラウニングがいったように、深い悲しみが生の流れに投《とう》ぜられた石だとしても、流れは常にその石にせかれてしまいはしない。たとえその石を動かすことができなくとも、これをのりこえてやまないのが生命の力であろう。こうしてひとは性《しょう》こりもなく悲しみのなかからまた立ちあがり、新しい生きかたをみいだし、そこに新しいよろこびすら発見する。

自分はもうだめだと思う。しかし、「生命」がそれを否む。自分はもう立ち上がれないと感じる。しかし、「生命」が人を立ち上がらせる、というのです。私たちは日頃、自分が「生命」の主人だと思い込んでいます。しかし、「生きがい」とは何かを感じ、考えを深めた神谷がたどり着いたのは、自分が「生命」を司っているのではなく、「生命」こそが、人間を生かしているということでした。

ここで神谷がいう「生命」は、いわゆる身体的な生命ではありません。それは昔の人たちが「いのち」と呼んできたものです。「生きがい」を探す旅とは、内なる「いのち」に出会い直す旅でもあるのです。

「限界状況」とは何か

今、私たちは大きな危機の只中《ただなか》を生きています。しかし、この危機もまた、私たちに困難をもたらすだけでなく、危機を経たからこそたどり着ける場所に導くのかもしれません。危機もまた「いのち」とは何かを見つめ直す時期です。別ないい方をすれば、私たちは危機のとき、「いのち」のちからをよりいっそう必要とします。危機はしばしば「限界状況」と呼ぶべき状態を生み出します。「限界状況」とはときに自己を見失うことであり、自分の居場所、自分の歴史、自分の未来を、何らかの重圧によって覆い隠されるという状態です。「生きがい」が見失われているときもまた、ある種の「限界状況」なのです。「生きがい」を「うばい去られ」た状態をめぐって神谷は、じつに端的な言葉を残しています。

　人間が、どうしても逃れえない力の重圧のもとにあえぐような、ぎりぎりの状況をヤスパースは限界状況と呼んだ。これをもたらすものとしてハイデッガーは死と責、ヤスパースは死、苦、争、責、ガブリエル・マルセルは死と背信、サルトルは死と他人をあげた。いずれにせよ、生きがいがうばい去られるような状況は、一応限界状況とよんでいいであろう。

　ここで少し理解しにくいのは「責」と「背信」という言葉だと思います。「背信」は、「神」に背くことです。「神」の存在に気がつかない、あるいは「神」の声に従わないという程度のことではありません。「神」を冒瀆し、聖なるものを否定することです。「背信」を「限界状況」であるとしたガブリエル・マルセル[2]は、キリスト教のカトリックの信仰者で、その信仰を軸にしながら、広く対話を求めるかたちで自らの哲学を展開した人物でした。

ここに名前が挙げられているマルティン・ハイデガー[3]、カール・ヤスパース[4]、ジャン＝ポール・サルトル[5]らは、広い意味で「実存」とは何かを考え、フランス、ドイツで大きな影響力をもった思想家たちです。彼らは皆、「実存」、すなわち人間の根源にあるものとは何かを考え、それぞれの哲学を展開しました。

ここで詳しく論じることはできませんが、神谷美恵子の「生きがい」の哲学もまた、こうした実存主義の哲学者たちの系譜に位置づけて読み解くことができると思います。そうすることで、神谷の思想が世界的な標準にあったことも明らかになると思います。

しかし今は、カール・ヤスパースの哲学によって「限界状況」と「生きがい」とのかかわりを考えてみたいと思います。

先の引用文で神谷が「死、苦、争、責」と訳したところをヤスパース研究者の重田英世は「死・苦悩・闘争・負目」というように書いています。私たちは自分ではどうしようもないある「負目」を抱えながら生きている、とヤスパースはいうのです。

人は自分ではどうしようもない「負目」を生きている、という視座は、キリスト教における「原罪」に由来するのかもしれませんが、そこまでさかのぼることをしなくても、たとえば歴史的、社会的、あるいは生物的にも、人間は他者に負目を負って生きています。私たちはそうした負目の一端を、いま、気候変動の問題によって認識することができます。先進国の経済優先の施策によって悪化した地球環境がもたらす大規模な災害で苦しんでいるのは、先進国によって経済的に搾取され、環境対策も十分に行うことのできない国や地域です。私たちは、今、新しい「限界状況」を経験しているといえるのかもしれません。ヤスパースは『哲学』と題する著作のなかで「限界状況」をめぐって次のように述べています。次の引用にある「導出」とは、論理的に結論を導き出すことです。

われわれの現存在においては、われわれの限界状況の背後に、われわれはもはや何ものをも見ない。それらは、われわれが突き当たり、挫折する壁のようなものである。限界状況はわれわれによっては変えられず、ただ明るみにもたらしうるだけで、何か他のものから説明したり導出できない。（重田英世訳「哲学」『人類の知的遺産71

ヤスパース』）

「限界状況」は、既存の理論や言説で解き明かすことのできない、「いのち」の危機である。それは同時にそこに挑む者すべてをはねのける壁のようなものでもあるとヤスパースはいいます。こうした危機を私たちは、外的環境においてだけでなく、内なる世界で経験することがあります。「限界状況」は、人間の外界、内界を貫いて起こる出来事なのです。

神谷美恵子が『生きがいについて』で語ったのは、「限界状況」の奥にも「生きがい」の発見があり得るということでした。彼女はヤスパースと異なる見解を表明しているのではありません。ヤスパースもまた、哲学は「限界状況」を変容させ得るのかという主題に挑んでいたのです。

「限界状況」とフランクルの哲学

こうした哲学者と共に、「限界状況」とは何かを感じ直そうとするとき、ヴィクトール・フランクルの『夜と霧』の世界を思い出してもよいかもしれません。事実、神谷美恵子はフランクルの影響を受けつつ、『生きがいについて』を書いています。

ユダヤ人だったフランクルは、妻とともにナチスの強制収容所に収容されました。あるときから妻と離れ、それぞれ別な収容所で生活しなくてはならなくなります。粗末な食事と強制労働、そして、いつ訪れるか分からない死の宣告、こうした文字通りの「限界状況」で何が起こったのかをフランクルは『夜と霧』のなかで切々と語ります。

しかし、絶望しかないような状況下でフランクルが目撃したのは、それでも他者をいたわる人たちの姿でした。そして、彼は、これまでに見たことのないほど、この世界が美しく感じられた、と書いています。

強制収容所にいたことのある者なら、点呼場や居住棟のあいだで、通りすがりに思いやりのある言葉をかけ、なけなしのパンを譲《ゆず》っていた人びとについて、いくらでも語れるのではないだろうか。そんな人は、たとえほんのひと握りだったにせよ、人は強制収容所に人間をぶちこんですべてを奪うことができるが、たったひとつ、あたえられた環境でいかにふるまうかという、人間としての最後の自由だけは奪えない、実際にそのような例はあったということを証明するには充分だ。（池田香代子訳『夜と霧』）

たった一つの事例でも、人間の良心を信じるに値するという、ほとんど宣言にも似た言葉は強く私たちの胸を打ちます。この視座は『生きがいについて』を読む上でも大変重要なことのように思えるのです。志樹逸馬やミルトンは天才だった、自分は彼らのようには生きられない、と思うのではなく、真の意味で、自分を含めた「人間」の可能性を考えてみることを私たちは求められているのではないでしょうか。

フランクルはもちろん、人間の醜さや愚かさを示すような出来事も多く体験しなければなりませんでした。それでもなお、人間のなかに息づく愛と美の経験は彼のなかで力強く生き続けたのです。フランクルは、強制収容所での経験は、自らの世界観を大きく、そして不可避的に転換させた、と述べています。

ここで必要なのは、生きる意味についての問いを百八十度方向転換することだ。わたしたちが生きることからなにを期待するかではなく、むしろひたすら、生きることがわたしたちからなにを期待しているかが問題なのだ、ということを学び、絶望している人間に伝えねばならない。（同前）

フランクルは、生きる意味は、作り出すものである前に発見するものであり、また、人間とは、いかに生きるのかを問うべき存在ではなく、つねにその問題を問われ続けている存在だと考えました。つねに問われている以上、生きる意味が存在しないということはあり得ません。そして、人間に求められているのは、生きる意味が何かを問うことでなく、生きることによって、人生からの問いに応答することだというのです。

こうしたフランクルの実感は、「生きがい」をめぐる神谷の思索に深く共振するものでした。彼女の言葉でいえば、人は「生きがい」によってつねに問われ続けている存在だといえます。すなわち、「生きがい」はいつも人に見出されるのを待っている、とさえいえるかもしれません。

「百八十度方向転換」することをフランクルは、天動説が主流だった時代に地動説を唱えたコペルニクスにならって「コペルニクス的転回」と呼んでいます。これまでの表現でいえば、真の意味での「回心」をフランクルは経験したのです。

石牟礼道子と神谷美恵子

ヤスパースやフランクルといった海外の思想家だけでなく、同時代の日本にも、神谷美恵子と深く共振する人物がいます。それは石牟礼《いしむれ》道子[6]です。二人は、人間の本質は、身体的生命ではなく、それが役割を終えてもなお、存在し続ける「いのち」であることを語り続けました。

石牟礼道子の代表作は、水俣病事件の現状を書いた『苦海浄土　わが水俣病』（一九六九）です。この本が『生きがいについて』（一九六六）と刊行時期がさほど遠くなかったことの意味を改めて考えさせられます。

高度成長期の真っ只中、この国は、金銭的な価値を追求するあまり、「いのち」の価値を見失ったことがありました。そこで起こったのが「生きがい」を見失うことであり、有機水銀が猛毒であることを知りながら、それを含む工業廃水の排出を続けたことに起因する「水俣病事件」だったのです。

二人の著作はともに人間の「いのち」とは何かを考えたという点で強く共振していいます。それがいのちの哲学であるだけでなく、詩情あふれる筆致でつむがれた、いのちの「詩学」というべき著作であることも、この二つの著作が、問いの淵源を同じくしていることを物語っているように思われます。素朴な事実として、二人がともに詩を書き、詩を心から愛したことも見過ごすことのできない共通点です。

また、それぞれの主著は、従来の様式を創造的に解体するものだった点においても接近しています。『生きがいについて』は、様式としては論文、あるいは論考のように見えます。しかし、「ある女性」というような表現で自分の経験を書くことが、客観的な検証が求められる論文としては規格外のものであることを神谷は充分認識していたはずです。

そして、その内実は、同時代の文芸批評を凌駕するほど文学的であり、生の現場を見失いがちな現代思想を根底から批判する哲学の書であり、また、信じることの可能性が随所に書きこまれた、人生の道標を豊かに蔵した随想でもあります。このような特質は、石牟礼道子の著作にも見ることができます。石牟礼は、『苦海浄土』をこれまでとは異なる「詩」だと語っています（対談「『苦海浄土』が生まれるまで」『常世の花　石牟礼道子』）。石牟礼にとって詩とは、言葉では語り得ないものを言葉によって試みようとする挑みだということなのです。

また、二人が取り上げたのが、語らざる人々、あるいは語り得なかった人々の声であった点においても強く響き合っています。

『生きがいについて』で神谷は、ハンセン病とその後遺症を生きる人の嘆きの声を一度ならず引用しています。しかし、その声は単に嘆息であるだけでなく、次の一歩を歩き始めるという宣言に似た、強靭な言葉でもありました。苛烈な苦しみの声であるとともに、稀有なる希望の声でもあるのです。

ある人物は、「こんな不愉快な姿をして生きていることが時折りいやになることがあります」と記し、こう続けた、と書かれています。

けれど、私の悩みは人類の悩みだ、と気をとりなおして、逆コースを正しいと信じているひとびとに、われわれの進む道を話合う時に、希望が湧きます。いま私の一番のたのしみは……困ったことを、困っているひとと力をあわせて解決への努力を払う時でしょう。

自分が直面しているのは、自分一個の問題ではなく、「人類の悩み」である。誰もがどこかで直面する普遍的な問題だと感じるようになった。そればかりか、自分とは異なる困難を生きる人と力を合わせて生きていくその道程に深いよろこびを感じる、というのです。

苦しみのない人生、悲しみを経たことのない生涯は存在しない。しかし、自分の苦悩や悲痛は、自分個人のものであって、誰もそれを完全に理解できない、誰もがそう感じている。それは事実です。しかし神谷は、その厳粛な事実はそのままに、それぞれの人生の深みで私たちは、思いもしないかたちで未知なる他者とのつながりを発見することがある、というのです。個に起こった出来事を深めること、その道行きこそが、もっとも確実な普遍へと続く旅路になる。この発見が『生きがいについて』を貫いています。

詩のちから

語らざる人の声を聞く、それは『生きがいについて』を書き終えたあとも神谷の重要な仕事になりました。『生きがいについて』と並んで、多くの人に読まれた神谷の著作に『こころの旅』があります。そこで神谷は、ブッシュ孝子という女性の詩を引いています。

ブッシュ孝子（一九四五～一九七四）は、世にいう詩人ではありません。彼女は詩集を世に送ることなく、二十八歳の若さで亡くなりました。がんを患い、その闘病中にドイツ人男性と結婚しました。彼女が本格的に詩を書き始めたのは、亡くなる四ヶ月ほど前のことです。没後、『白い木馬』という題下に、恩師だった教育学者の周郷博による編纂で詩集が出版されます。

この詩集に収められた作品のほとんどを、彼女はひと月ほどの間に書いています。この短期間で、彼女は稀代の詩人として新生したのです。今日では『白い木馬』の増補版『ブッシュ孝子全詩集　暗やみの中で一人枕をぬらす夜は』が刊行されています。その題名にもなったのが次の作品です。

暗やみの中で一人枕をぬらす夜は
息をひそめて
私をよぶ無数の声に耳をすまそう
地の果てから　空の彼方から
遠い過去から　ほのかな未来から
夜の闇にこだまする無言のさけび
あれはみんなお前の仲間達
暗やみを一人さまよう者達の声

沈黙に一人耐える者達の声
声も出さずに涙する者達の声

暗がりのなか、迫りくる死におびえながら、また、指からすり抜けていく幸せを愛しみながら、ひとり涙する。悲しみに暮れる彼女の耳には、どこからともなく、他者の悲しみが訪れるのです。近くからだけでなく、遥か遠い場所からも、そればかりか過去や未来からもやってくるように感じられる。「夜の闇にこだまする無言のさけび」と彼女が書いているもの、これが先にふれた声にならない「うめき」です。

彼女は、この無音の声を発する者たちを「仲間達」であるといいます。仲間たちは、光を見失い、暗やみのなかを手探りで生きている。また、沈黙と孤独を味わい、声も出さないで涙している。

この詩人が描き出すのは、悲しみは、悲痛の経験であるだけでなく、他者と自分を不可視なかたちで「つなぐ」という人生の不思議となぐさめです。悲しみは悲しみによってこそ癒されるというのです。

悲しみの底にいる彼女は、「声も出さずに涙する」。そして世に隠れた人々の存在を、やはり、隠れたところで、悲しむ彼女が受け止めているのが分かります。

こうした「悲しみ」を通した交わりが、世界を深いところで支えているのかもしれません。その悲しみのちからも、悲しみのつながりが目に見えないように、五感で確かめることはできません。しかし、一たび悲しみの日々を生きた者にとっては、自分のなかにあって、語り得なかった思いを言葉にしてくれたように感じるのではないでしょうか。神谷が彼女の詩を引用したのは、強く心を打たれたからに違いないのですが、それは彼女もまた、「夜の闇にこだまする無言のさけび」を聞いたことのある者だったからのように思われます。

もう一つ、『生きがいについて』に引かれている作品ではありませんが、先に見た志樹逸馬の代表作といってよい詩を紹介したいと思います。この「曲った手で」という詩も、深い悲しみの奥に光を感じさせてくれる作品です。

曲った手で　水をすくう
こぼれても　こぼれても
みたされる水の

はげしさに
いつも　なみなみと
生命の水は手の中にある
指は曲っていても
天をさすには少しの不自由も感じない

（『新編　志樹逸馬詩集』）

「曲った手」というのはハンセン病の後遺症[7]で、変形した手指のことを意味しています。そうした手で水をすくおうとしても、水は指のすきまからこぼれ落ちてしまう。しかし、こぼれ落ちる水を目にしながら、この詩人は同時に、目には見えない「水」が自分の心を満たしていくのをはっきりと感じるというのです。

そして、指は曲がっていたとしても、天に祈りを捧げるには何の不自由もありはしない、と謳うのです。

この詩のなかには、いくつかの異なる次元の「水」が描かれています。液体としての「水」、そして、彼のいのちに注ぎ込まれる「生命の水」です。「水」が身体の渇きを癒すように、「生命の水」は、私たちのたましいの渇きを癒す。同質のことは『新約聖書』にも記されています。

志樹逸馬は、敬虔なプロテスタントのキリスト者でした。長島愛生園で彼が祈った教会を訪れたことがあります。そこで志樹を知る人から、彼の思い出を聞いたことは忘れ得ない出来事として胸に刻まれています。しかし、志樹の詩は狭義のキリスト教の信仰には収まりません。先に宗教と霊性の差異にふれましたが、志樹逸馬もまた霊性の人でした。その言葉が、信仰を同じくする人にだけでなく、今日もなお、未知なる人々へと開かれていこうとしていることがその事実を証ししています。

神谷美恵子の晩年

『生きがいについて』のあと、『人間を見つめて』（一九七一）を刊行した神谷は、この年の十二月、初めて狭心症の発作に襲われます。翌七二（昭和四十七）年には長島愛生園の職を辞任します。しかし、年譜（『神谷美恵子の世界』）によると、それ以後も電話や手紙での患者との対話は続いたと記されています。

七三（昭和四十八）年八月に再び狭心症の発作を起こし、十月まで入院しました。翌七四（昭和四十九）年、一過性脳虚血発作（ＴＩＡ）のため入院。そして九月、狭心症で倒れ、入院をします。

先に見たブッシュ孝子の詩を引用した『こころの旅』が刊行されたのは七四年十二月です。そして七五（昭和五十）年になるとＴＩＡのため、四回、入退院を繰り返すという日々が続きます。

そうした日々のなかで神谷は、再び詩を書き始めます。「順めぐり」という作品からはこうした毎日を彼女がどのような気持ちで生きていたかを感じ取ることができます。書かれたのは「一九七五・四・二五夜半」のことでした。

かつて　くすし　たりしものが
今にして　病める者となる
かつて　病める心を　みとりし者が
今にして　心を病みて
くすし　みとる者　身内から
いたわられ　ときにはあわれまれ

笑われる者となる
すべては　順めぐり
すべては　順めぐり

（『うつわの歌　新版』）

この詩にあるように病の影響は、彼女の身体だけでなく、心にも及びました。そして、彼女は周囲の人の助けなくしては生きられないような日常をおくるのです。しかし、神谷はそれを拒むことなく「すべては　順めぐり」であるというのです。さらに「同志」と題する作品からはそうした思いをさらに深めた神谷の境涯を感じとることができます。この詩が書かれたのも「順めぐり」と同じ日のことです。

こころとからだを病んで
やっとあなたたちの列に加わった気がする
島の人たちよ　精神病の人たちよ
どうぞ　同志として　うけ入れて下さい

あなたと私とのあいだに
もう壁はないものとして

（同前）

「もう壁はないものとして」という言葉が、かえって、それまでの神谷には「壁」が感じられていたことを示しています。それは「島の人」たちとは分かり合えなかったことを指しているのではありません。神谷は病を生きるようになり、「島の人」たちの生きる痛みが、それまで以上に感じられるようになったというのでしょう。

「一九七五・四・二五夜半」に神谷は、この二つだけでなく、八篇の詩を書いています。今日からみると、何か特別な、与えられた時間だったのかもしれません。

神谷美恵子が亡くなるのは、それから四年後の一九七九（昭和五十四）年のことです。その年の一月十九日の日記に彼女は次のように記しています。

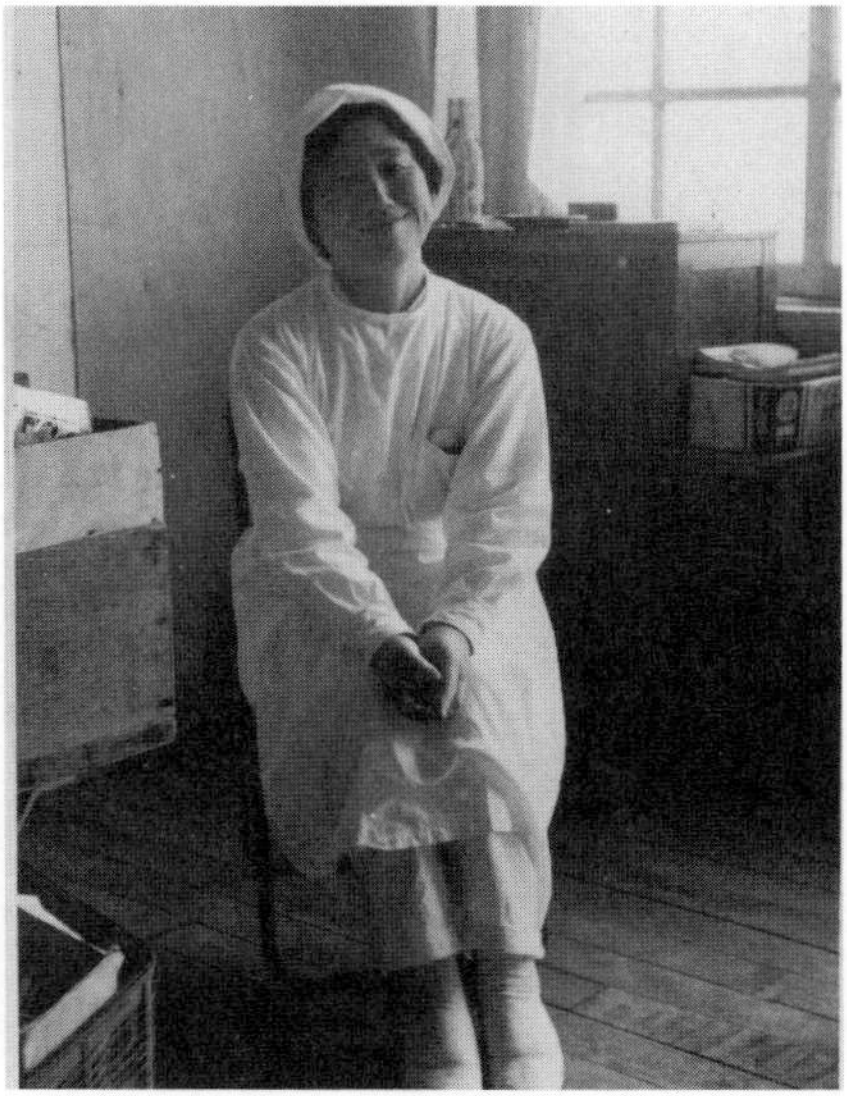

長島愛生園の入所者が撮影した神谷美恵子（一九六六年）

三〇才といえば心身共に絶頂の時。その時思う理想と、六五才にして経験する病と老いに何年もくらすことは、何というちがいがあることだろう!! 私はまだしもBuddha〔引用者註：ブッダ〕のほうに、人生の栄華もその空しさも経験し老境にまで至って考えたことのほうに惹かれる。

（『日記・書簡集』）

「三〇才」と書かれているのはイエスのことです。人としてのイエスは老年を知らなかったのではないか。自分は老年を生きたブッダに惹かれる、というのです。こうした発言を見て、神谷はキリスト教から仏教へ改宗したと思うのは早計です。ただ、彼女がこれまでになく東洋の伝統に郷愁を感じているのは事実です。

残されていた時間は九ヶ月ほどでした。しかし、この年に神谷はＴＩＡのため、三回、入院を繰り返しました。十月二十二日、一時帰宅中に急性心不全を起こし、亡くなります。六十五歳でした。

神谷美恵子が語らざる人たちの言葉を引き受けたように、語ることを奪われた神谷の思いを引き受けるのは、読者である私たちの役目であるかもしれません。そこには長い旅を経た者だけが語り得る言葉にならない叡知があるように思われてなりません。

「土」と「大地」をつなぐ

「はじめに」で、志樹逸馬の「土壌」という詩にふれました。ここでの「土」は、世界そのものを示しています。この世界は、個々の人間のそれぞれの悲しみによって支えられ、育まれているというのです。そして志樹の作品における「土」あるいは「土壌」という言葉が、神谷美恵子のなかで「大地」という言葉に新生していくのを見てきました。神谷は志樹の詩を引くことによって、人間は大地の上で生きているのではなく、大地によって「生かされて」いるのではないか、「生きがい」とは、大地が与えてくれているものを発見することなのではないか、と問いかけるのです。

彼女にとっての「大地」は、過去の自分であり、亡くなった人たちであり、書物などを通じて対話した先哲たちであり、そして、己れの苦難に向きあった名無き人たちとのつながりでした。さらに、先に見たブッダへの郷愁の言葉は、そこに東洋というもう一つの「土壌」が彼女のなかではっきりと感じられていたことを示しています。もちろん、ここには人間を超えた大いなるものも含まれます。

神谷にとって「大地」は「いのち」を生む象徴でもありました。人は、単に自分の「生きがい」を感じるだけでなく、それを「生む」ことができます。「生む」とは、朽ちることのないものとして、自らのなかに位置付けること、そして、もう一つは「生きがい」に裏打ちされた言葉や行いによって他者とつながることです。

それはときに、本当に素朴な言葉となって実現されることがあります。人生を支える言葉というものは、しばしば、長い説明を要するような難解なものではなく、その人物によって「生きられた」、ある意味では凡庸な、しかし、世に二つとない言葉なのではないでしょうか。

先に引いた言葉をここにもう一度引いて、この本を終わりたいと思います。

　生きがいをうしなったひとに対して新しい生存目標をもたらしてくれるものは、何にせよ、だれにせよ、天来の使者のようなものである。

どんな人も、その人が真に生きてきたものを表現、体現するとき、その人はその人以上の何かを物語ることがある、というのです。

【語註】

[1] ブレーズ・パスカル（一六二三～六二）
フランスの思想家・数学者・物理学者。計算器の考案、パスカルの原理の発見、確率論の創始など多くの科学的業績を残した。神学者でもあり、キリスト教の真理を論じた『パンセ』が遺稿集として死後に出版される。神谷美恵子の兄である前田陽一はパスカル研究者。

[2] ガブリエル・マルセル（一八八九～一九七三）
フランスの哲学者。キリスト教的実存主義を展開。戯曲も多く書いた。著書に『形而上学日記』など。

[3] マルティン・ハイデガー（一八八九～一九七六）
ドイツの哲学者。ヤスパースと並んで実存主義哲学を展開。著書に『存在と時間』など。

[4] カール・ヤスパース（一八八三～一九六九）
ドイツの哲学者。科学の限界を感じて精神医学から哲学に転じ、実存主義哲学を樹立。著書に『精神病理学総論』など。

[5] ジャン=ポール・サルトル（一九〇五～八〇）
フランスの哲学者・文学者。無神論的実存主義を展開。著書に、講演と討論の記録『実存主義とは何か』、小説『嘔吐』など。

[6] 石牟礼道子（一九二七～二〇一八）
小説家。地元の水俣病への関心を深め、一九六九年『苦海浄土　わが水俣病』刊行。方言を駆使した語り体で、患者の代弁者として水俣病を描いた。パーキンソン病により二〇一八年二月十日死去。

[7] ハンセン病の後遺症

ハンセン病を起こすらい菌は体の温度の低いところを好むため、おもに皮膚と末梢神経に病変が生じ、知覚麻痺、運動障害を起こす。知覚が麻痺すると熱さや痛みが感じられず、けがや火傷をしても気がつかないため化膿して形状が崩れることがあった。また、手の神経が麻痺すると指が曲がる、あるいは顔の表情をつくる神経が麻痺すると頰や唇や瞼が下がる、瞬きができなくなり、角膜が混濁して目が見えなくなるなどした。

おわりに——平凡な心のくみかえの体験

本文中でも何度かふれたように『生きがいについて』にはいくつかの重要な鍵になる言葉——鍵語《キーターム》——が出てきます。そのなかで、もっとも理解が難しいのは「変革体験」かもしれません。

「変革」という言葉は何か特異な出来事を想起させます。しかし、神谷美恵子が考えていたのはもっと日常に根差したものでした。それは何かまったく新しい経験というよりも、「以前から人格の内部にひそんでいたものであり、それが突如として」現われ出てくるものだと彼女はいうのです。彼女は「平凡な心のくみかえの体験」であるとも書いています。

私たちがここで問題にしたいのは、ふつうのひとにもおこりうる、平凡な心のくみかえの体験である。これを私たちは「変革体験」とよぶことにした。神秘ということばのあいまいさを避け、宗教以外の世界にもおこるこの種の体験を総称するのにこの方がふさわしくないかと思う。(『生きがいについて』)

神谷は「変革体験」が、ある種の神秘的な出来事であることを否定しません。なぜなら、考え方によっては、私たちの日常は「神秘」に満ちているからです。しかし、「神秘」という言葉が、限られた人にのみ開かれている、という意味だとしたら、それは彼女自身が経験し、あるいは見聞したものとも異なるものになってしまいます。

「変革体験」とは、「いのち」の深みから起こる「気づき」の経験にほかなりません。それはある意味で、詩を書く者たちが日々経験していることでもあるのです。『生きがいについて』では多くの詩が引用されています。そこにはすべて、何らかの「変革体験」がある、ともいえる。詩は、詩人たちだけが書くのではありません。ブッシュ孝子や志樹逸馬のように生と真摯に向き合った者の言葉はおのずと詩になります。

神谷美恵子も詩を書きました。彼女のいう「平凡な心のくみかえの体験」、「変革体験」の記録として、詩を読むだけでなく、書くことを皆さんにもおすすめしたいと思います。

さらに神谷は「変革体験」をめぐって思わぬ場所でも書いています。彼女は自伝『遍歴』で自身の訳書『自省録』をめぐってこう記しています。著者であるマルクス・アウレリウスは、ローマ五賢帝の一人です。次の文章の「皇帝」はもちろん、彼のことです。

この中で皇帝は自己に語りかけているのだが、ふしぎなことに、それがそのまま私に語りかけられているような思いがした。かつて悩みのどん底にいるときに経験した一種の「変革体験」ともいうべきものの意味をここで初めて明らかにしてもらっているという感じである。（「帰国」『遍歴』）

『自省録』の解説で神谷は、「変革体験」を「全人格の重心のありかを根底からくつがえし、おきかえるような契機」であるとも書いています。この本はマルクス・アウレリウスが自身と、そして彼がいう「神」に向けて書いた告白の書です。こうした言葉も「変革体験」の記録たり得る。さらに、それは時を隔てた他者の心の奥を照らすこともある、と神谷はいうのです。私たちも自分自身の『自省録』を編んでもよいのかもしれません。それは必ず、「生きがい」とは何かを探究する記録になるはずです。

この本の原型は、ＮＨＫ・Ｅテレで放送されている「１００分de名著」のテキストでした。番組放送は二〇一八年五月ですから、すでにおよそ三年の歳月が流れたことになります。当初はもう少し早い時期に刊行する予定だったのですが、加筆のペンを執るのに思わず時間がかかりました。

「書く」という行為は不思議なもので、やる気だけではどうにも順調に事が運ばない。書き手の意志、主題との関係の深まり、それを表現する言葉との関係の深まり、そして、「時」がちからを貸してくれなければ、「書く」という出来事は起こらないのです。

締め切りが迫ってくれば、そんなことをいっていられないだろうと思われるかもしれませんが、状況はむしろ逆です。書き手は、締め切りの期日を射程に入れながら、より精妙に自分、主題、言葉、時との「つながり」を確かめています。

この間に起こった大きな出来事がコロナ危機でした。今も私たちはその渦中にいます。この間、多くの人が、「生きがい」とは何かを問い直すことになったのではないでしょうか。また、「はじめに」でも書きましたが、東日本大震災から十年という歳月が経ったということも無関係ではありません。大震災がなければ、私は『生きがいについて』に出会い直すこともなかったかもしれないからです。

こうした時の流れと出来事をふまえ、この本は、通常のテキストの書籍化の範囲を大きく超えたものになりました。単に加筆をしたというよりも、問いそのものを立て直した、という実感があります。

ただ、問題が明らかになったというよりも、いっそう謎が深まったようにも感じています。しかし、書き切ったと感じるときより、謎が深化したと思われるときの方が、問いそのものとの関係が切実になるのも事実です。この本には解答めいたことはありません。読者の皆さんが、それぞれの問いに出会う道標になることができたら望外の幸せです。

本は、書き手がつむいだ言葉だけではけっして生まれないものです。そこには、別種の仕事の関与を欠くことができません。編集者、校正者、装丁者、場合によっては装丁画家も必要になります。

編集は、NHK出版の本多俊介さんが担当してくれました。編集者は、オーケストラの指揮者のような存在なのかもしれません。書き手、校正・校閲者、装丁者、装丁画家がそれぞれの「音」を鳴らし、そこにある秩序を与えるのですから。この本には本多さんにタクトを振ってもらわなければ、決して生まれることがなかった言葉——ときに沈黙というコトバも——が幾つもあります。

校正の担当者とは、今回のように直接、面識を得ないことが多いのですが、紙に記された言葉によって、ある稀有なる「つながり」を経験します。校正とは、誤りを指摘する仕事であるよりも、改めて問いを立て、読者とのあいだにより創造的な場を作ろうとする営みです。この本の随所に、そうした仕事の参与が刻まれています。

装丁は菊地信義さんに担当頂きました。菊地さんとは、これまで複数の出版社を通じて、何冊の仕事をともにしたか分からないくらいなのですが、じつは面識がありません。お会いしたことはないのですが、私は親しく言葉を交わしたようにも感じている不思議な存在です。この本の装丁を見て、これまでの仕事を振り返ってみました。明らかだったのは、菊地さんとは、ある岐路になるような仕事でご一緒していることです。この本もそうした一冊になるのだろうと思うと、ある胸の高まりを覚えます。

最後に、神谷美恵子との縁をつないでくれた多くの方々に、この場を借りて謝意を伝えたいと思います。それぞれの出会いによってもたらされたものは、有形無形のコトバとして記録されています。そして、それらがなければ、本書が生まれることはなかったのです。

二〇二一年三月一日

若松　英輔

＊本書は「ＮＨＫ１００分de名著　神谷美恵子　生きがいについて」（二〇一八年五月）のテキストに大幅に加筆・修正し、新章を書き下ろしたものです。

装幀・本文デザイン　菊地信義
校正　髙橋由衣
本文組版　天龍社
編集協力　丸山こずえ
写真提供　神谷家、長島愛生園
協力　ＮＨＫエデュケーショナル

若松英輔（わかまつ・えいすけ）
1968年新潟県生まれ。批評家、随筆家、東京工業大学リベラルアーツ研究教育院教授。慶應義塾大学文学部仏文科卒業。2007年「越知保夫とその時代　求道の文学」にて第14回三田文学新人賞評論部門当選、2016年『叡知の詩学　小林秀雄と井筒俊彦』（慶應義塾大学出版会）にて第2回西脇順三郎学術賞受賞、2018年『詩集　見えない涙』（亜紀書房）にて第33回詩歌文学館賞詩部門受賞、『小林秀雄　美しい花』（文藝春秋）にて第16回角川財団学芸賞、第16回蓮如賞受賞。
著書に『イエス伝』（中央公論新社）、『生きる哲学』（文春新書）、『霊性の哲学』（角川選書）、『悲しみの秘義』（ナナロク社、文春文庫）、『内村鑑三　悲しみの使徒』（岩波新書）、『種まく人』『詩集　幸福論』『詩集　愛について』『常世の花　石牟礼道子』『魂にふれる　大震災と、生きている死者［増補新版］』（以上、亜紀書房）、『学びのきほん　考える教室　大人のための哲学入門』『14歳の教室　どう読みどう生きるか』（以上、NHK出版）、『霧の彼方　須賀敦子』（集英社）など多数。

「生きがい」と出会うために
神谷美恵子のいのちの哲学
2021年3月30日　第1刷発行

著　者　若松英輔
発行者　森永公紀
発行所　NHK出版
〒150-8081 東京都渋谷区宇田川町41-1
電話　0570-009-321（問い合わせ）
0570-000-321（注文）
ホームページ　https://www.nhk-book.co.jp
振替　00110-1-49701
印　刷　啓文堂／大熊整美堂
製　本　二葉製本

Printed in Japan　ISBN978-4-14-081799-5　C0095